たった30秒の
「はかる」習慣で
一生モノの
“健眼生活”!

5つの見え方チェックシート

見え方チェックシート① 〈一般用〉視力表

見え方チェックシート② 〈老眼用〉視力表

見え方チェックシート③ 〈加《か》齢《れい》黄《おう》斑《はん》変《へん》性《せい》症《しょう》〉

見え方チェックシート④ 〈白内障〉

見え方チェックシート⑤ 〈緑内障〉

見え方チェックシート③〈加齢黄斑変性症〉

網膜の老化で、視界のゆがみや欠けがないかをチェックします。

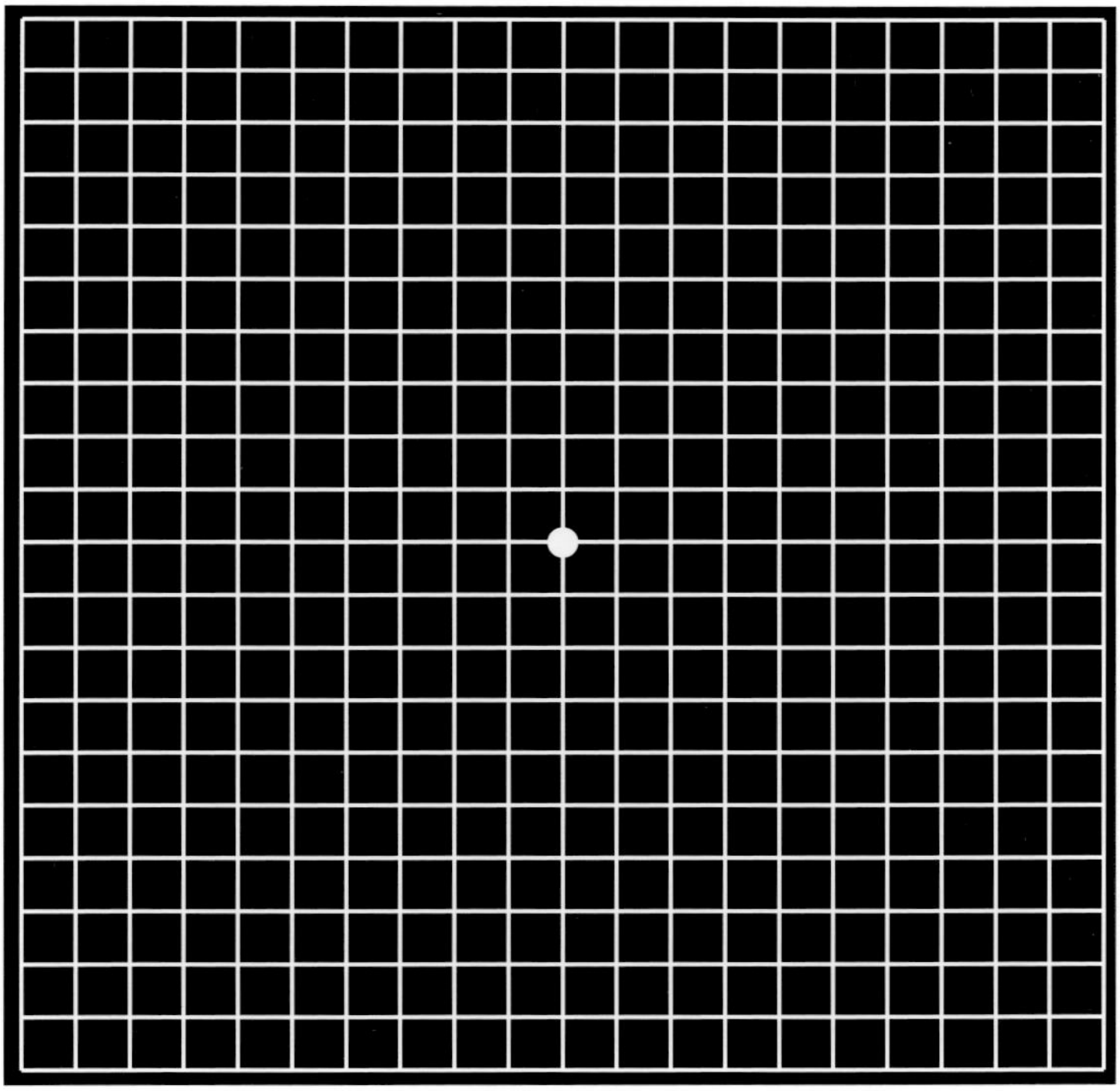

使い方は 81 ～ 82 ページを参照

見え方チェックシート④〈白内障〉

水晶体が白く濁って、視界がくもっていないかをチェックします。

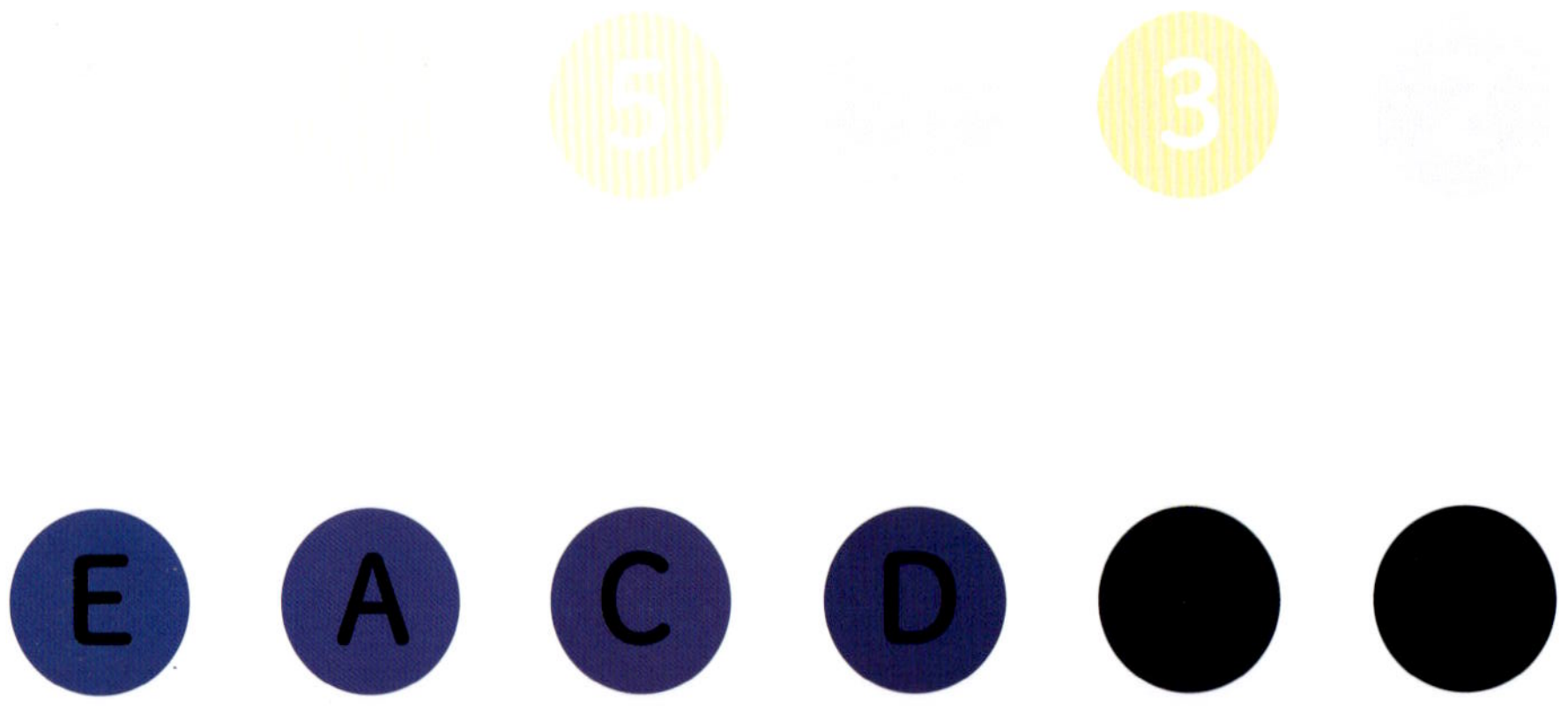

使い方は 83 ～ 85 ページを参照

見え方チェックシート⑤〈緑内障〉視神経の障害で、視野が欠けていないかをチェックします。

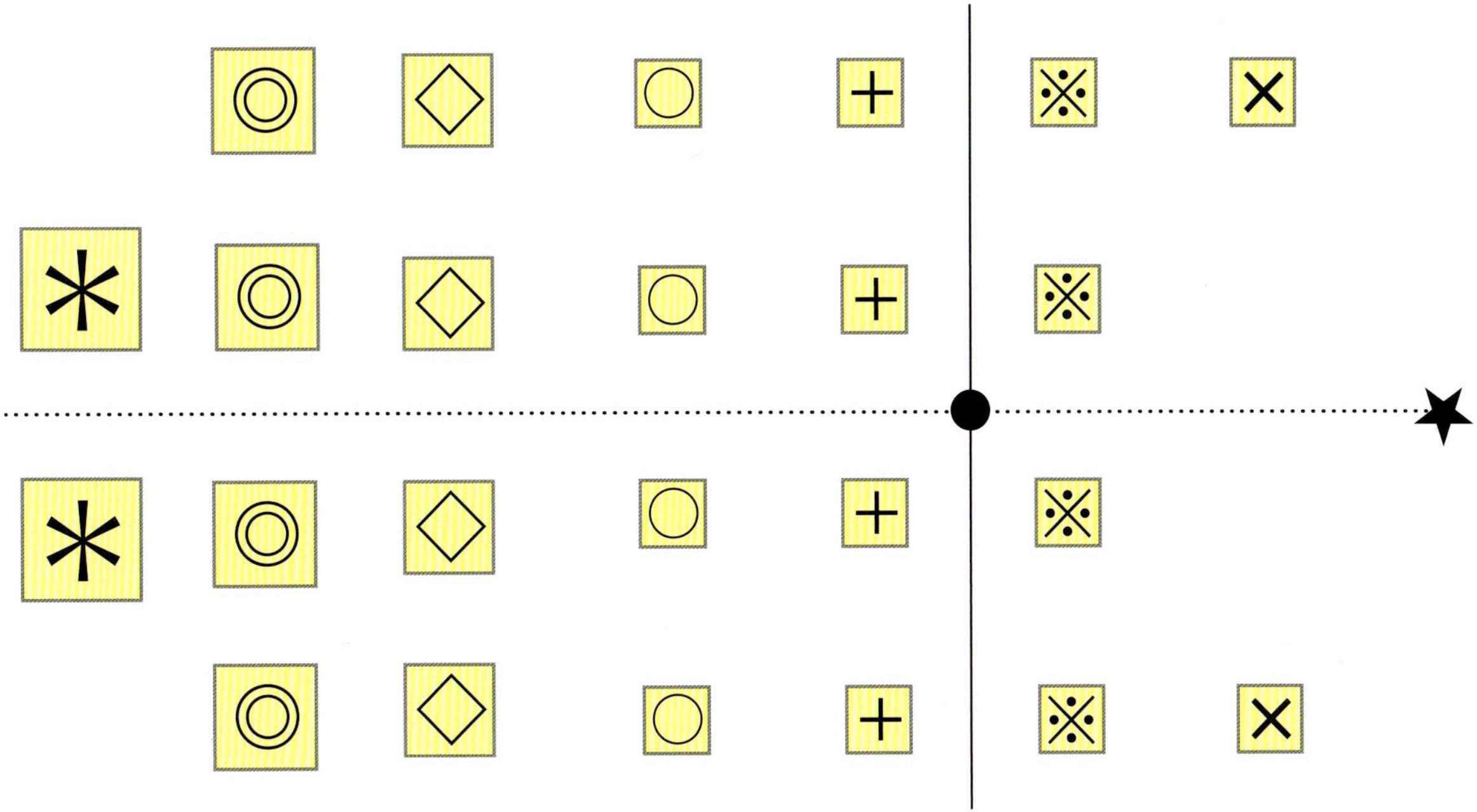

使い方は86～88ページを参照

一般＆老眼視力チェック 記録シート

チェック項目		日にち（曜日）／数値	(　)日 (　)	(　)日 (　)	(　)日 (　)	(　)日 (　)	(　)日 (　)	(　)日 (　)	(　)日 (　)
（記入例）一般	両目	(1.2) (1.0) (0.9)							
一般 (3m)	両目	(　) (　) (　)							
	右	(　) (　) (　)							
	左	(　) (　) (　)							
老眼 (30cm)	両目	(　) (　) (　)							
	右	(　) (　) (　)							
	左	(　) (　) (　)							
ひと言メモ		（記入例） ぐっすり寝たので目もすっきり。視界も良好。							

たった30秒

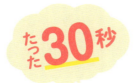

眼科医が考案

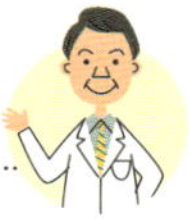

「はかるだけ!」視力回復法

本部千博
Kazuhiro Honbe

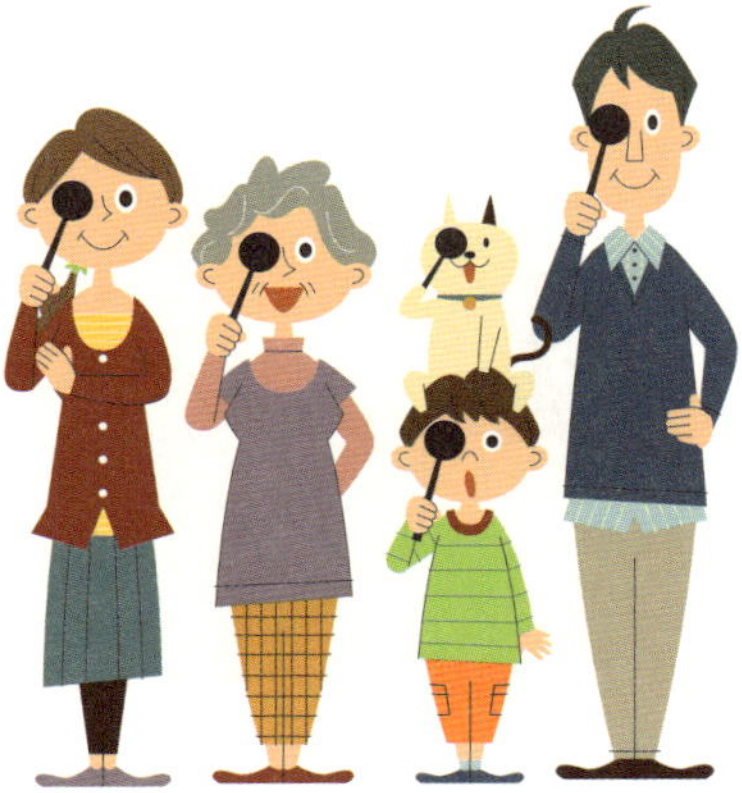

三笠書房

家庭でできる!

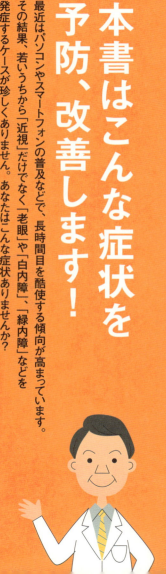

本書はこんな症状を予防、改善します!

最近はパソコンやスマートフォンの普及などで、長時間目を酷使する傾向が高まっています。その結果、若いうちから「近視」だけでなく「老眼」や「白内障」、「緑内障」などを発症するケースが珍しくありません。あなたはこんな症状ありませんか?

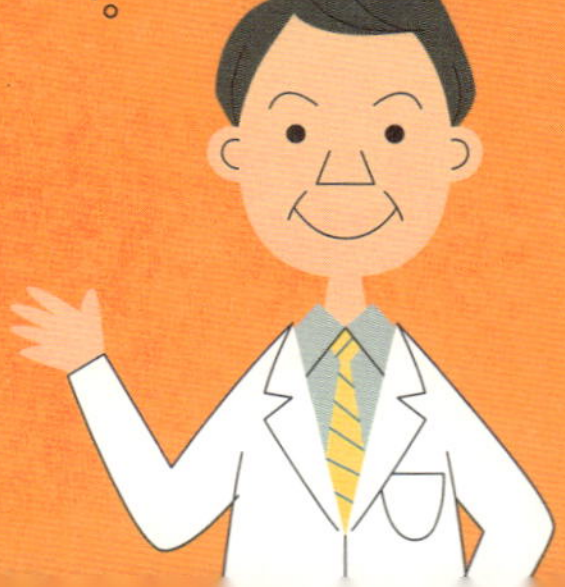

近視

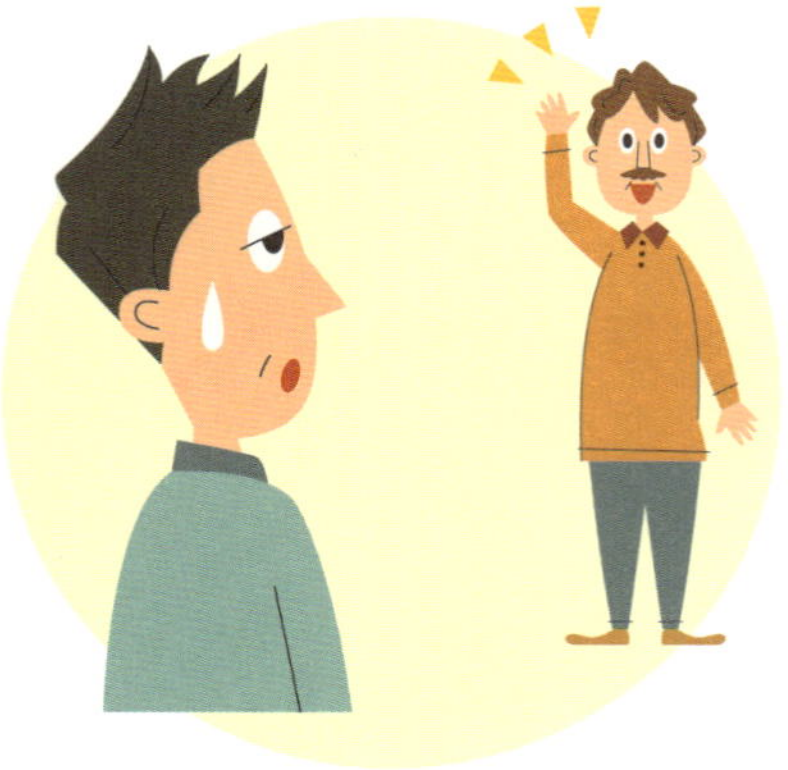

近くは見えるが、遠くのものが見えにくくなる

老眼

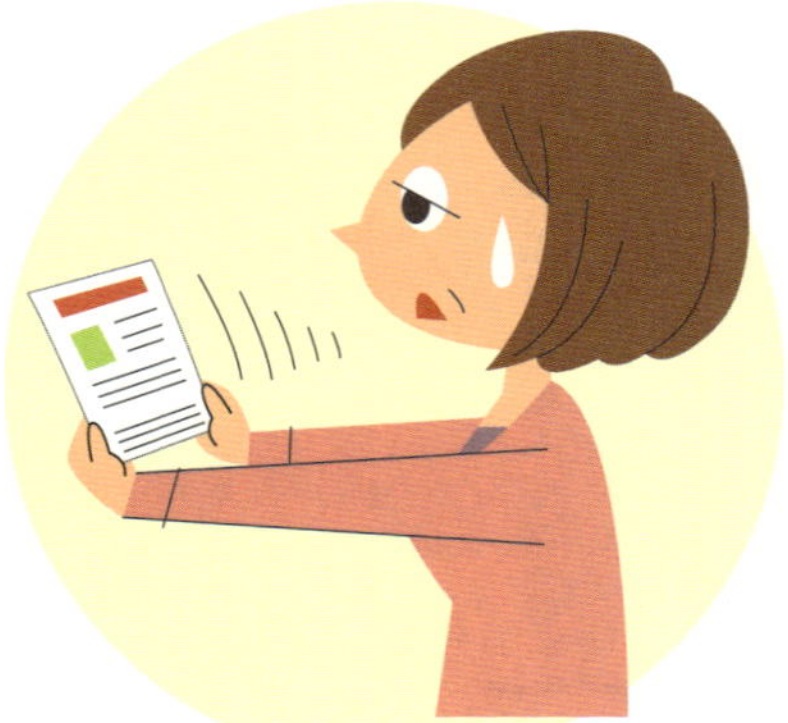

老化により、ピントを合わせる調節機能が衰え手元がぼやける

緑内障

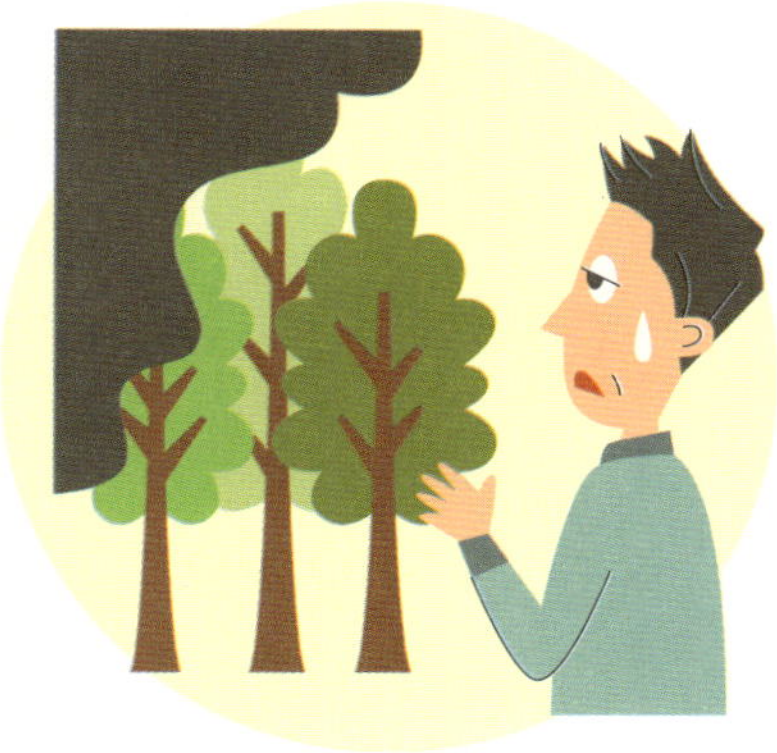

中心部からやや外れたところの視野が欠けていく

加《か》齢《れい》黄《おう》斑《はん》変《へん》性《せい》症《しょう》

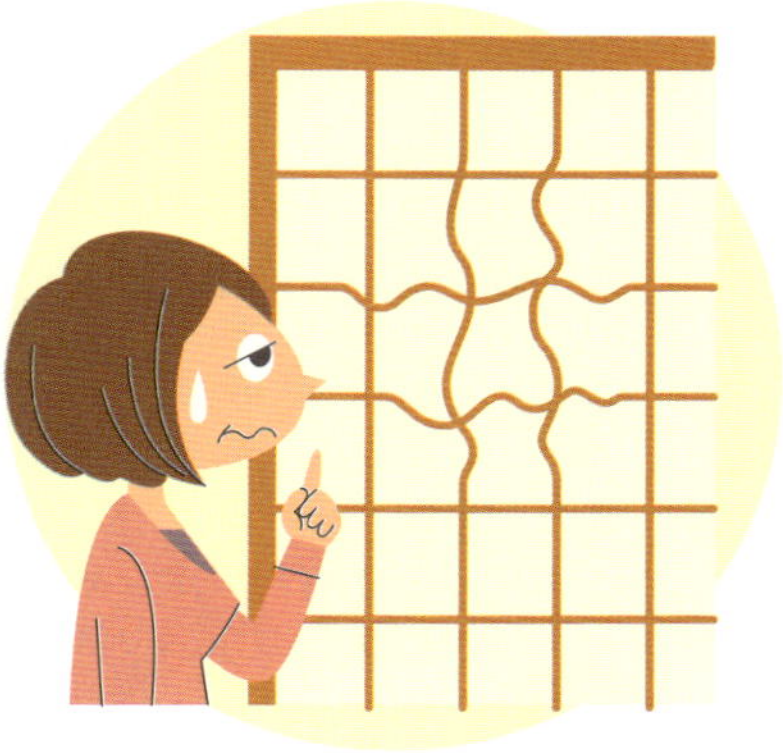

視界の中心部がゆがんだり、ぼやけたり、欠けたりする

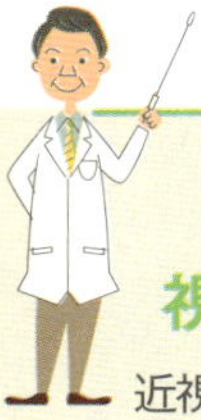

POINT

「はかるだけ!」視力回復法とは?

近視や老眼、疲れ目といった目のトラブルを、まさに「はかるだけ」で、解決・改善へと導く、新しいメソッドです。

視力は、「治ろう」とする強い意識ではかれば、「落ちた視力を戻す力」と、「戻った視力を維持する力」が共に高まり、視力回復への道が開けていきます。

そればかりか、「はかる」を習慣にすれば、白内障や緑内障、加齢黄斑変性症などの「早期発見」「早期回復」も可能になります。

80歳を過ぎても、裸眼で生活！そんな人生も、夢ではありません。

白内障

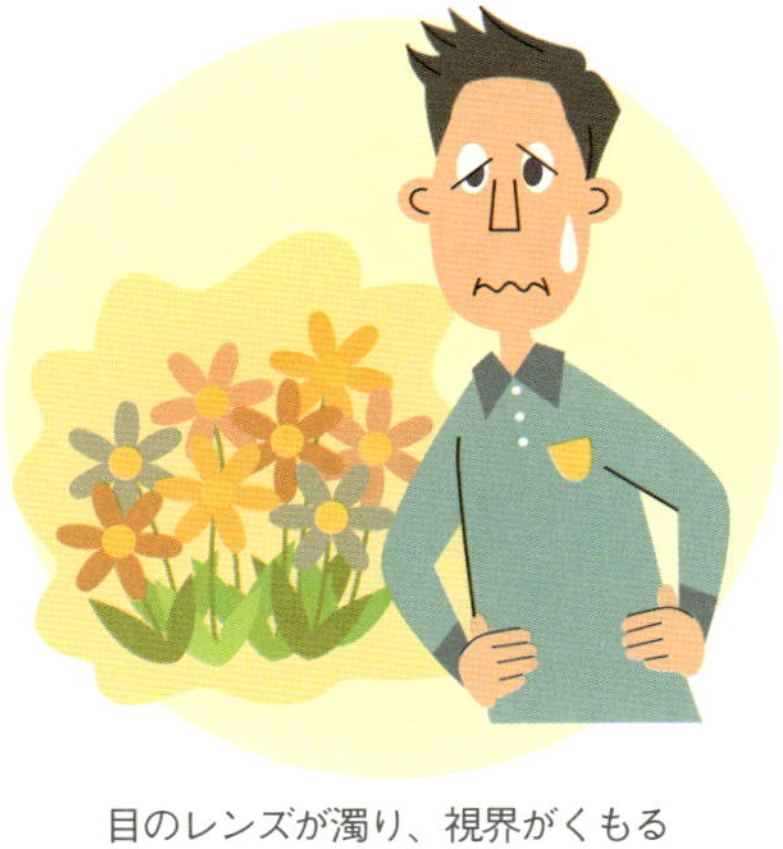

目のレンズが濁り、視界がくもる

見え方チェックシート①で

〈視力〉を検査しよう！

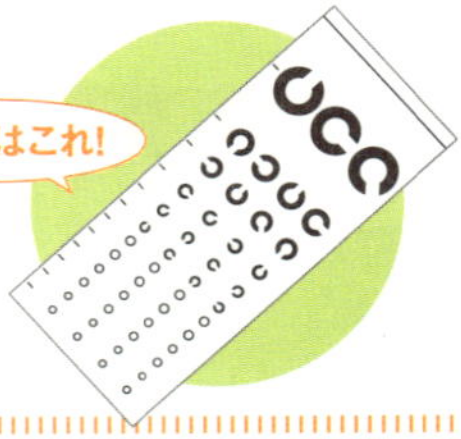

日本人は世界的に見ても近視率が高く、国民の約3分の1にあたる、4000万人超が近視だとか。しかし、かかりやすい一方、回復しやすいのも近視です。

詳しくは74〜76ページを参照

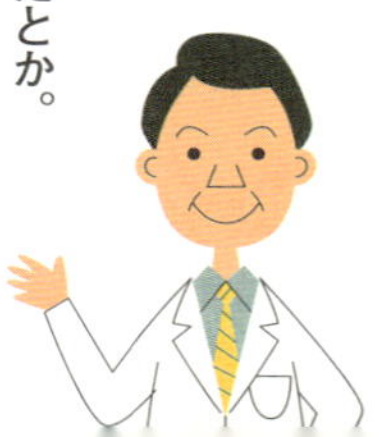

①のシートでわかる目のトラブルはこれだ！

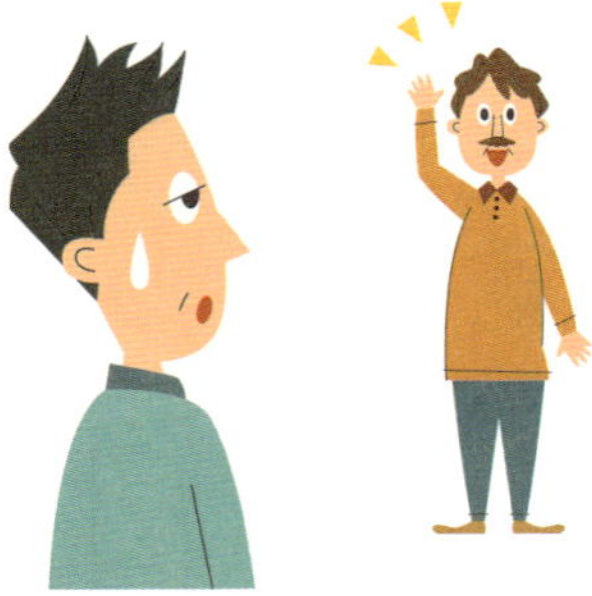

近視

近くは見えるけれど、遠くが見えにくくなるのが近視。遠くにいる知人の顔が分からず、挨拶を無視……なんてことありませんか？

シートの使い方とポイント

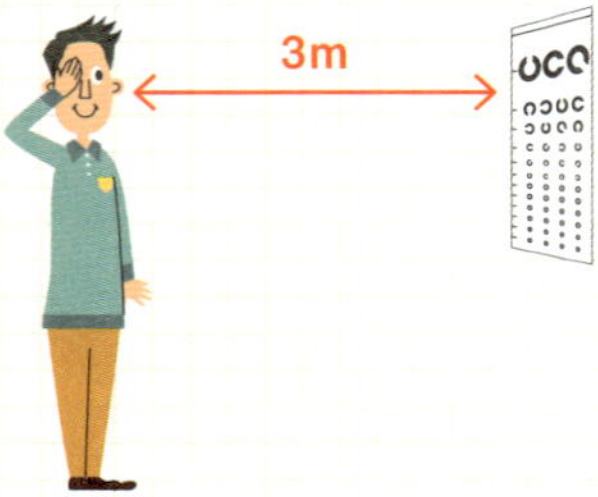

チェックシートの①〈一般用〉視力表を切り取り、壁の見やすい位置に貼ります。3m離れた場所に立ち、両目→片目（左右）の順にランドルト環の切れ目をチェックしましょう。目を細めずに見える最小の大きさの数値が、今のあなたの視力です。

近視になったら・・・

実生活でこんな不具合が！

① 黒板やホワイトボードの文字が読めない

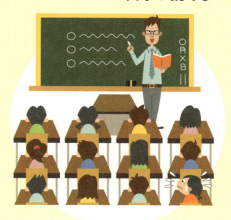

② 駅のホームにある、案内標識が読めない

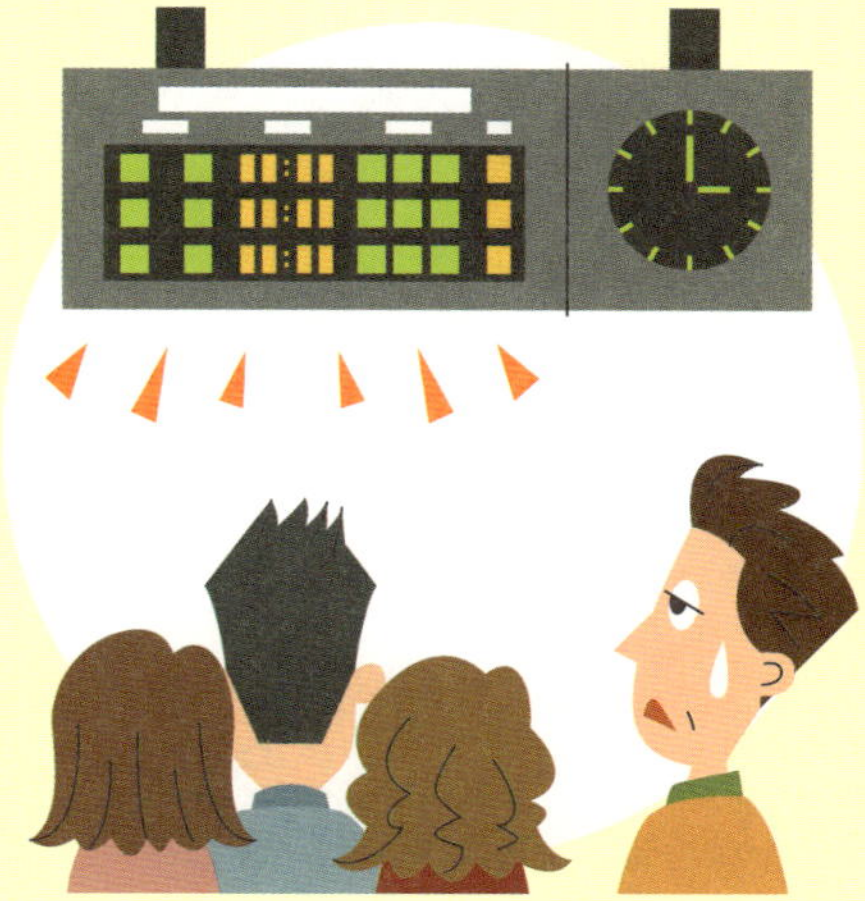

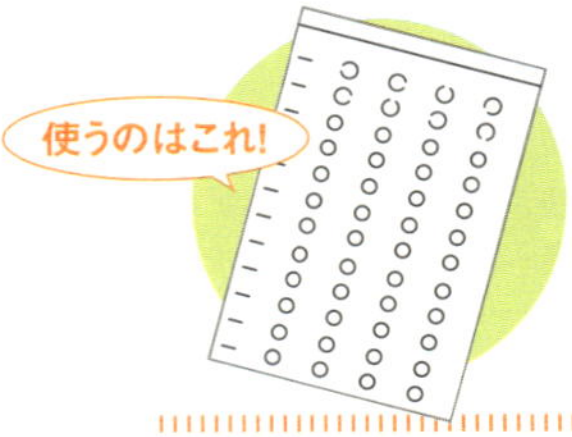

見え方チェックシート②で〈老眼〉を検査しよう!

40歳を過ぎると自覚症状が出てくる老眼ですが、実は20代からゆっくり進行しています。老眼も早期に発見できれば、老眼鏡に頼る手前で回復することも可能です。

詳しくは77～80ページを参照

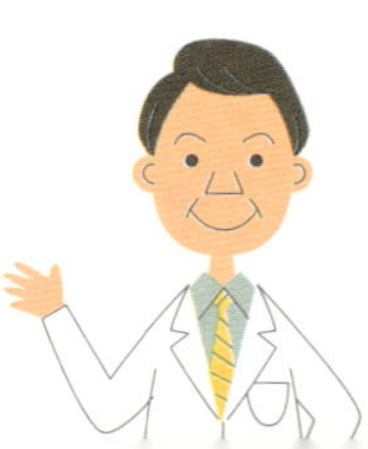

②のシートでわかる目のトラブルはこれだ!

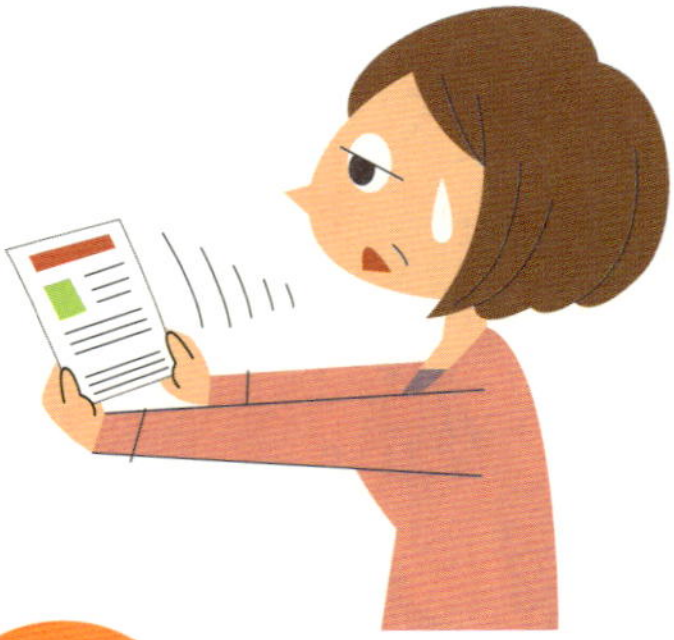

老眼

ピントを合わせる調節機能の老化から、近くがぼやける、かすむといった症状が出るのが老眼です。

シートの使い方とポイント

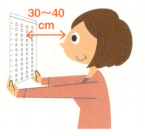

チェックシートの②〈老眼用〉視力表を切り取り、30～40cm離して持ちます。両目→片目（左右）の順にランドルト環の切れ目をチェックしましょう。同じ距離を保ったままで見える最小の大きさの数値が、今のあなたの手元の視力です。

老眼になったら・・・

実生活でこんな不具合が！

1 手元で書いている文字が見えない

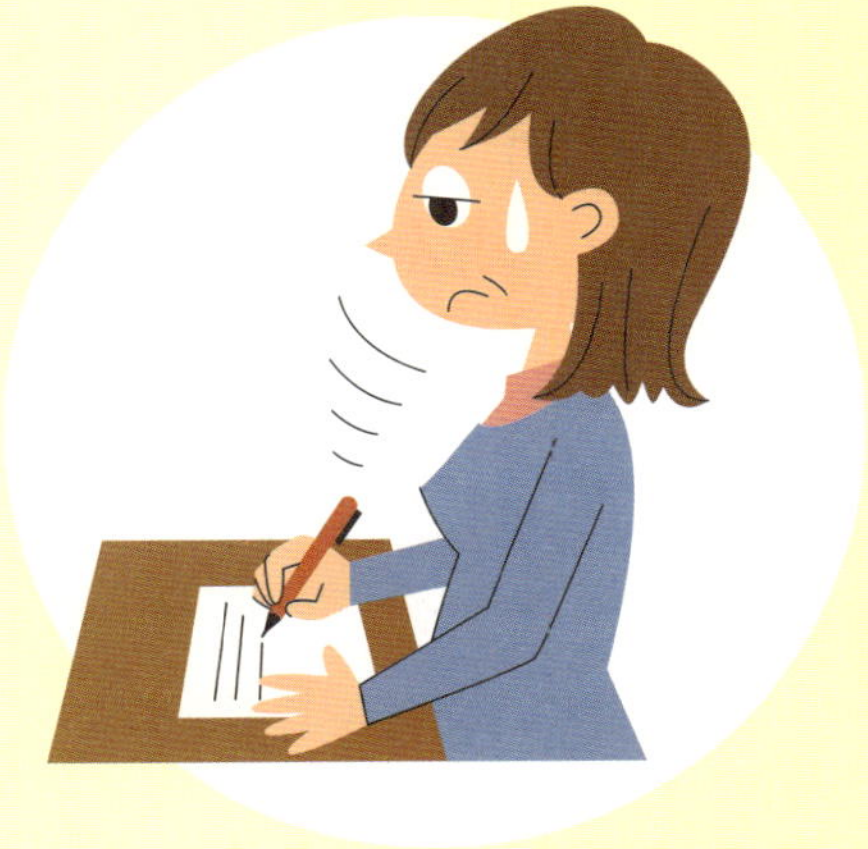

2 新聞の株式欄などの細かい字が見えない

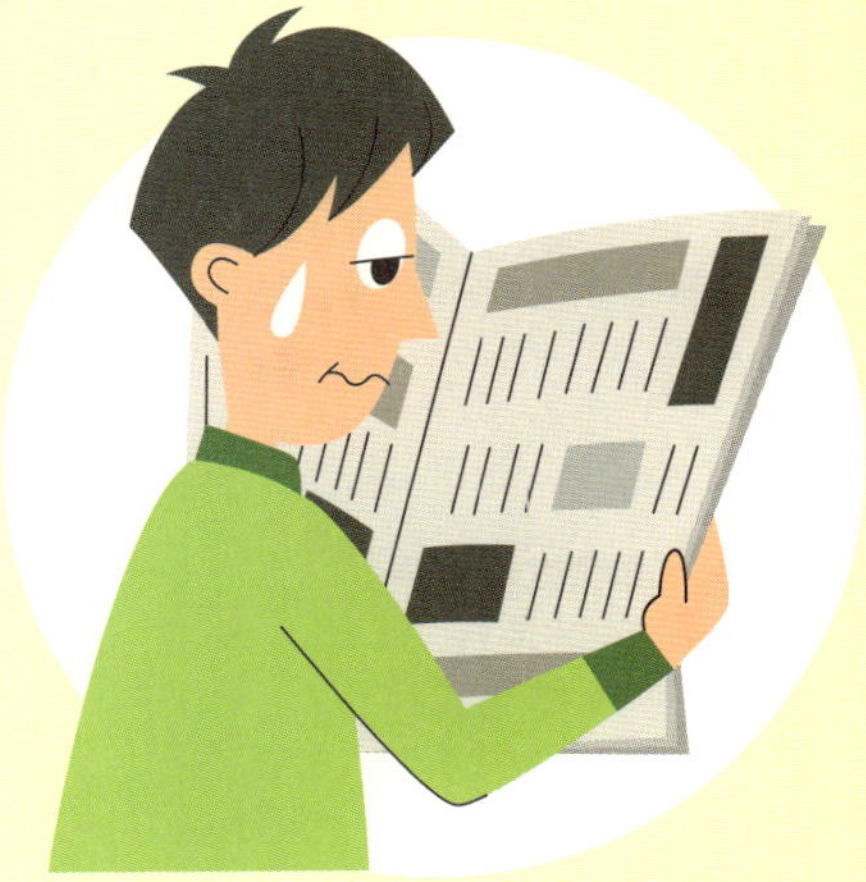

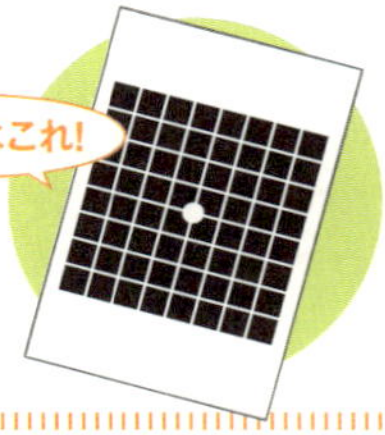

見え方チェックシート③で〈加齢《か》齢《れい》黄《おう》斑《はん》変《へん》性《せい》症《しょう》〉を検査しよう！

加齢黄斑変性症は、視界のゆがみや視野の欠けなどからはじまり、やがて失明にいたることもある怖い病気ですが、両目で見ているとなかなか気づきにくいという怖さがあります。

詳しくは81～82ページを参照

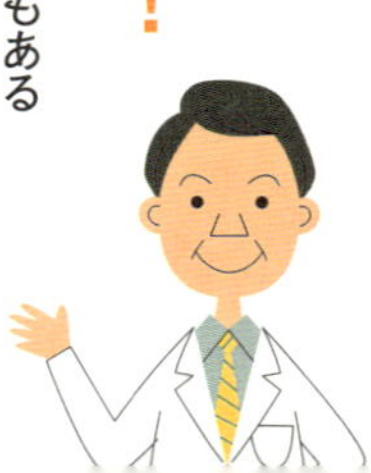

③のシートでわかる 目のトラブルはこれだ！

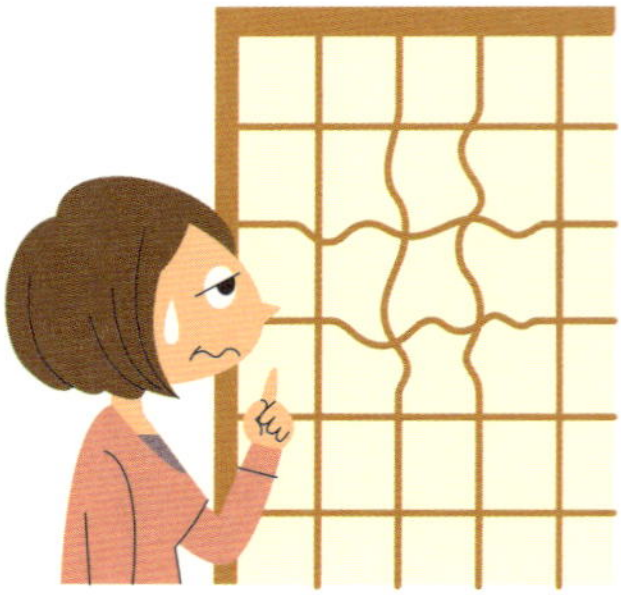

加齢黄斑変性症

視界の中心部がゆがむ、欠ける、ぼやけるといった症状が加齢黄斑変性症。障子の桟など格子状のモノがゆがんで見えたら要注意です。

シートの使い方とポイント

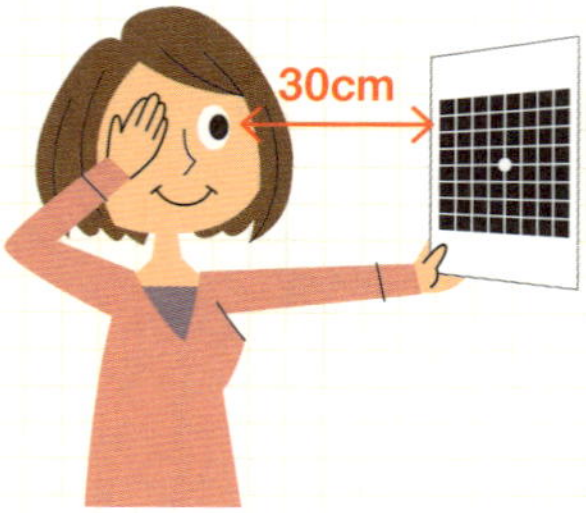

チェックシートの③〈加齢黄斑変性症〉を切り取り、30cm 離して持ちます。片目をおおい、左右交互にシート中央の白い点を見てください。すべての線がまっすぐになっているか、どこかに欠けがないかをチェックしましょう。

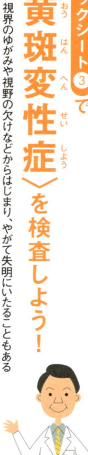

こんなふうに見えたら要注意！

❶ ゆがむ

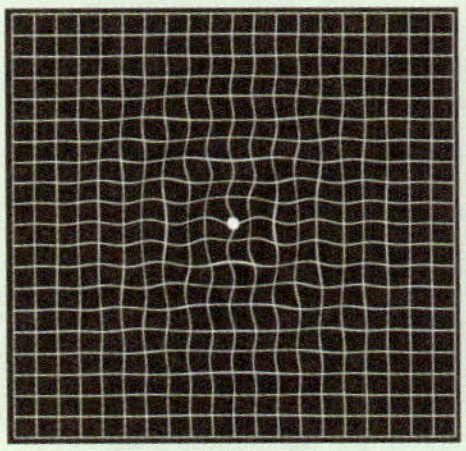

❷ ぼやける

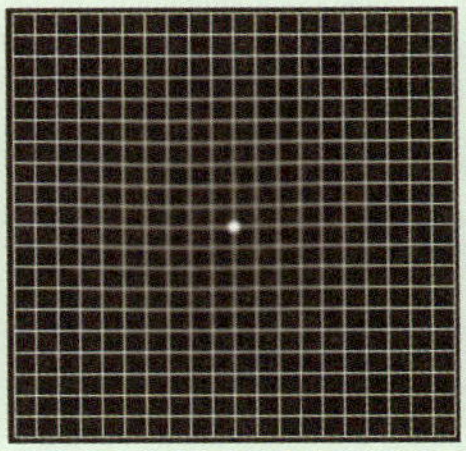

❸ 欠ける

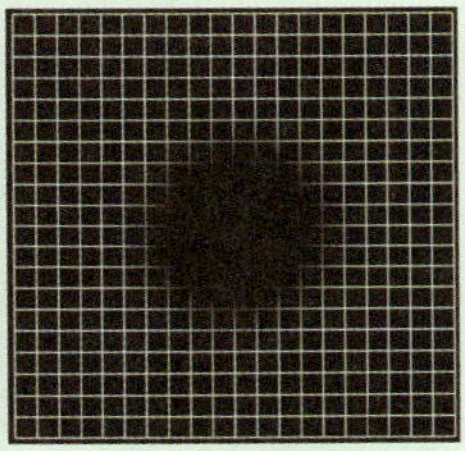

少しでも異常を感じた人は、眼科の受診をおすすめします。40歳を過ぎたら月に1回の定期チェックを。

加齢黄斑変性症になったら・・・

実生活でこんな不具合が！

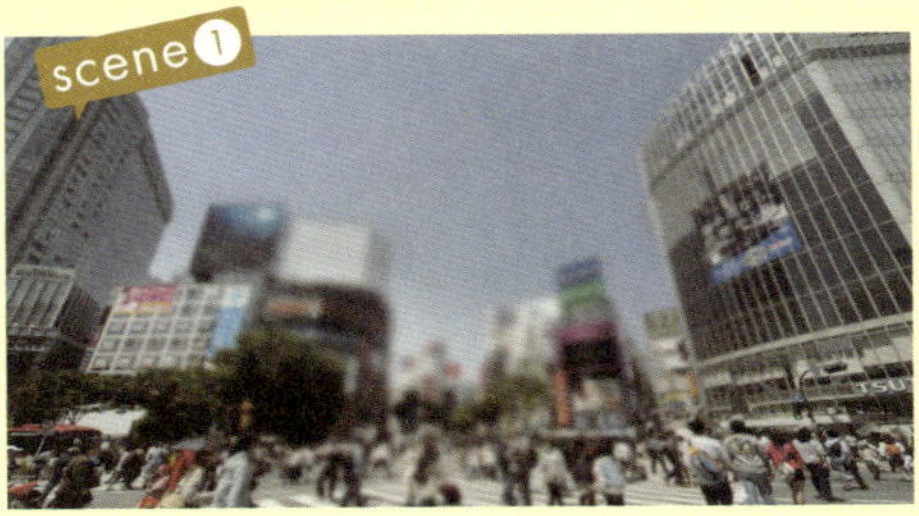

中央がぼやけて看板などが見づらい

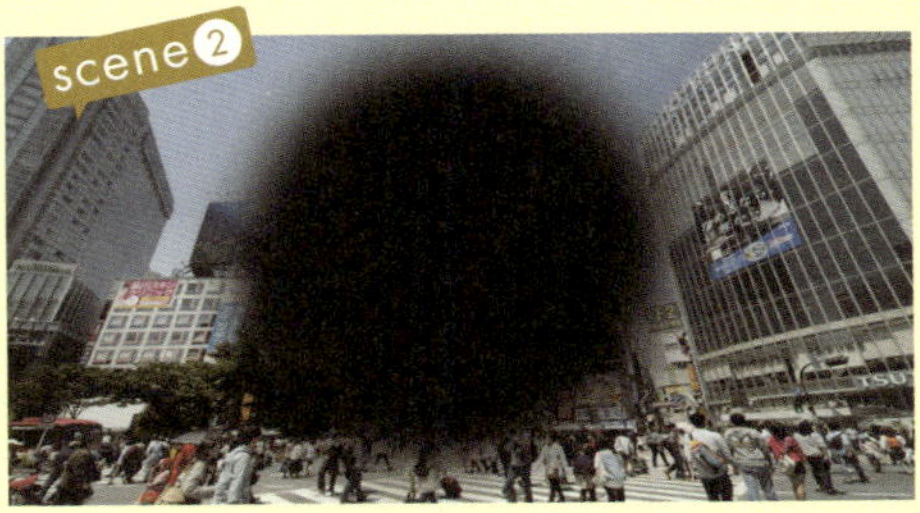

中央付近の視野が欠け、まったく見えない

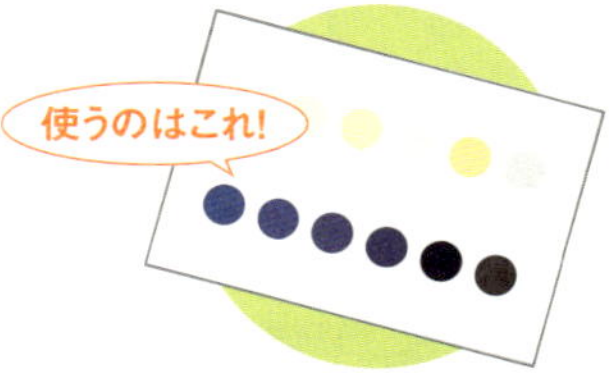

見え方チェックシート④で〈白内障〉を検査しよう！

水晶体が白く濁ることにより、視力が低下していく白内障。白内障になると、視界がかすみ、モノがぼやけるようになったり、光をまぶしく感じるようになります。

詳しくは83～85ページを参照

④のシートでわかる目のトラブルはこれだ！

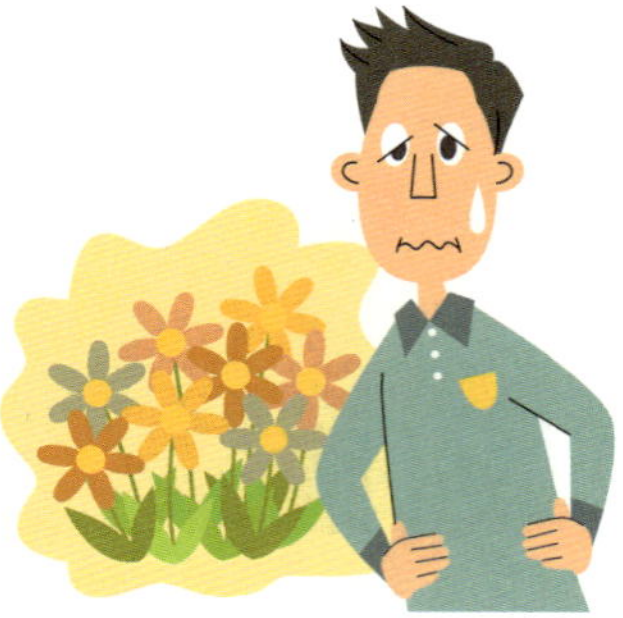

白内障

視界がかすむ、二重三重に見える、光がまぶしいなどの症状が白内障。老眼と勘違いしやすいので、見えにくさを感じたら迷わず眼科へ。

シートの使い方とポイント

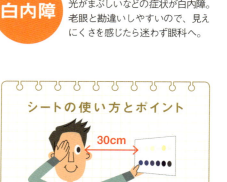

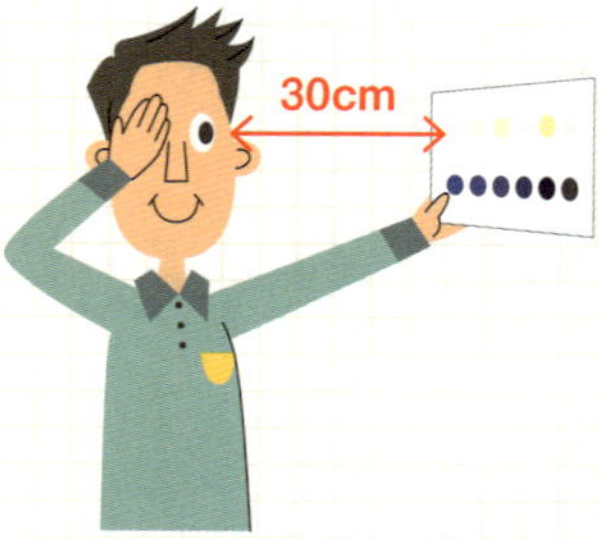

チェックシートの④〈白内障〉を切り取り、30cm離して持ちます。片目をおおい、左右交互にシートを見てください。上段の数字はいくつ見えるか、下段のアルファベットがいくつ見えるかを確認します。

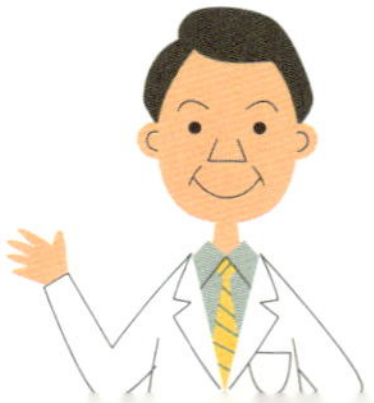

こんなふうに見えたら要注意！

① 上下の文字が0〜2個しか見えない

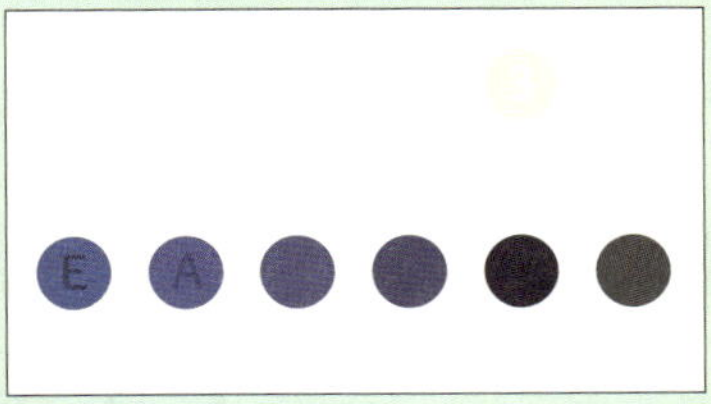

② 全体にくすむ

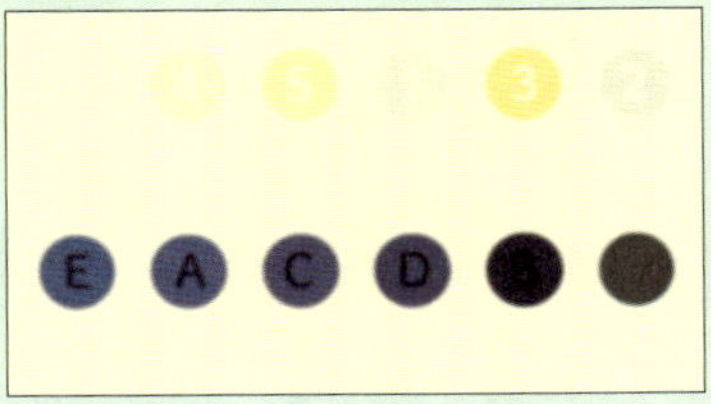

少しでも異常を感じた人は、眼科の受診をおすすめします。40歳を過ぎたらこのシートで月に1回の定期チェックを。

白内障になったら・・・

実生活でこんな不具合が！

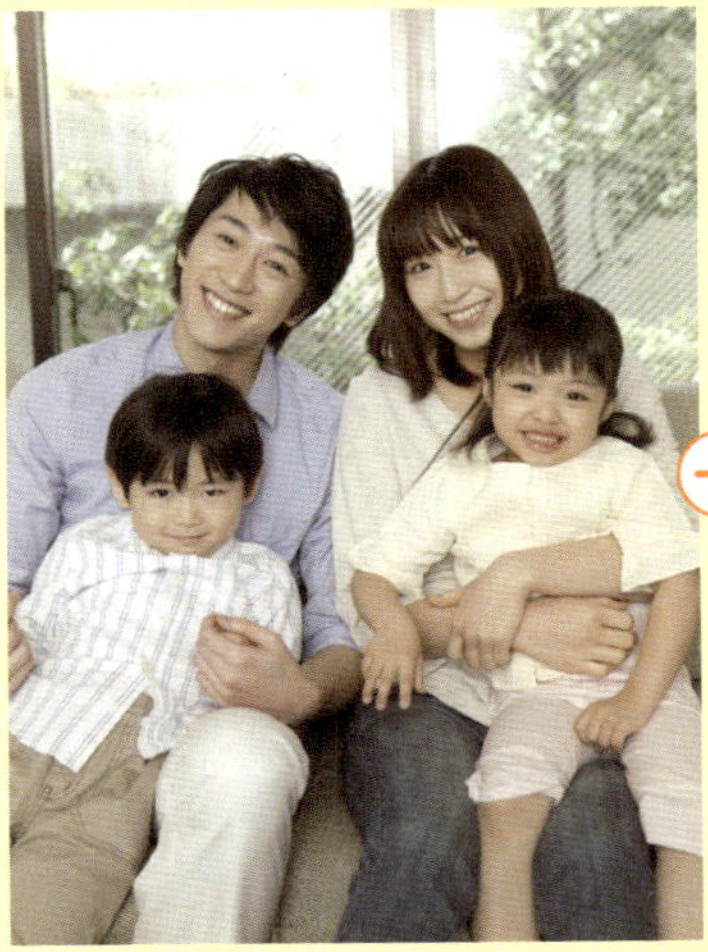

正視

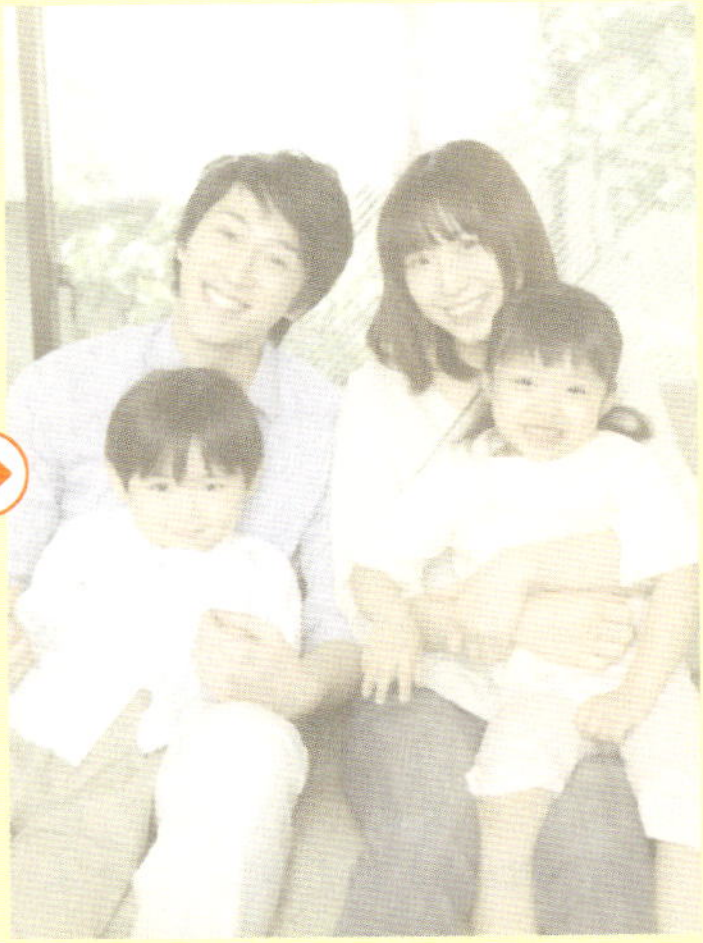

明るいところで光がまぶしく感じる。全体に視界がかすむ

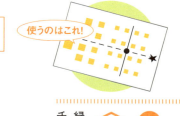

見え方チェックシート⑤で
〈緑内障〉を検査しよう!

緑内障にかかると、中心部をやや外れたところから視野が欠けていき、やがては全体の視野が奪われます。チェックシートで、視野に欠けているところがないかを確認しましょう。

詳しくは86〜88ページを参照

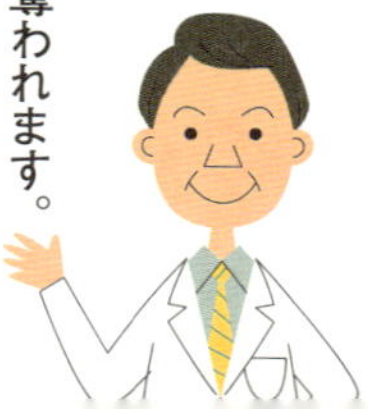

⑤のシートでわかる目のトラブルはこれだ!

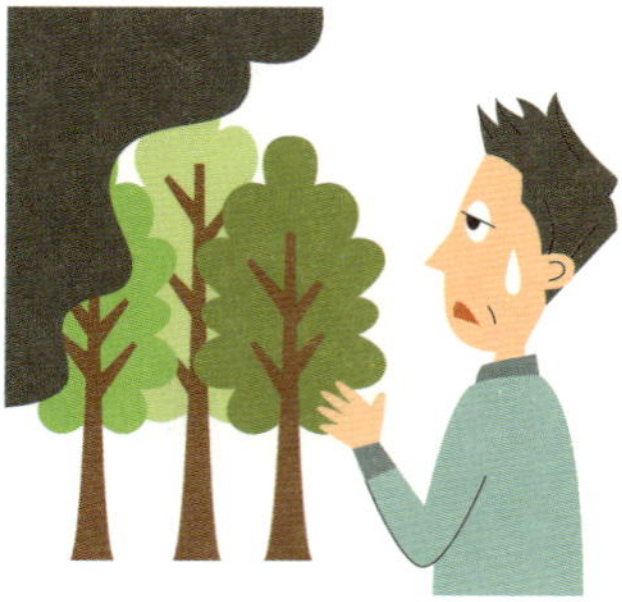

緑内障

眼圧が高くなることにより、視神経が圧迫されて視野が狭くなる病気。左右の目が視野を補い合うために、自覚症状が出にくいのも特徴。

シートの使い方とポイント

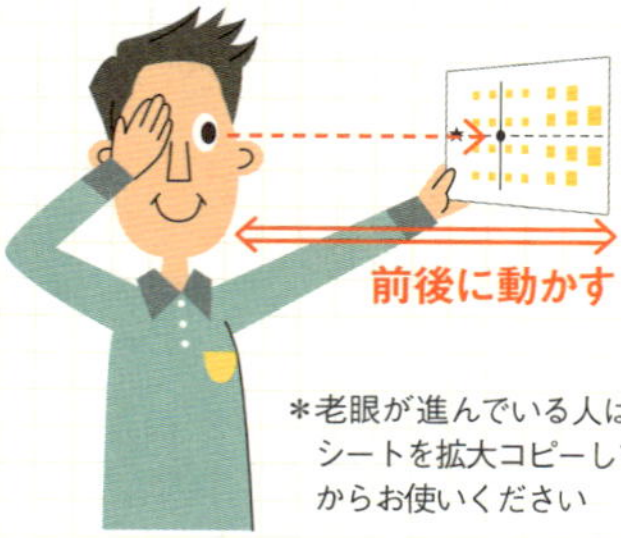

＊老眼が進んでいる人は、シートを拡大コピーしてからお使いください

チェックシートの⑤〈緑内障〉を切り取り、左目のチェックでは★印を左側にして持ちます。右目をおおい、左目の正面で●印を見ながらシートを顔に近づけ、★印が盲点に入り見えなくなる位置でとめてください。視線を●に固定したまま、上下の記号の見え方をチェックします。

こんなふうに見えたら要注意！

① 記号が読み取れないところがある

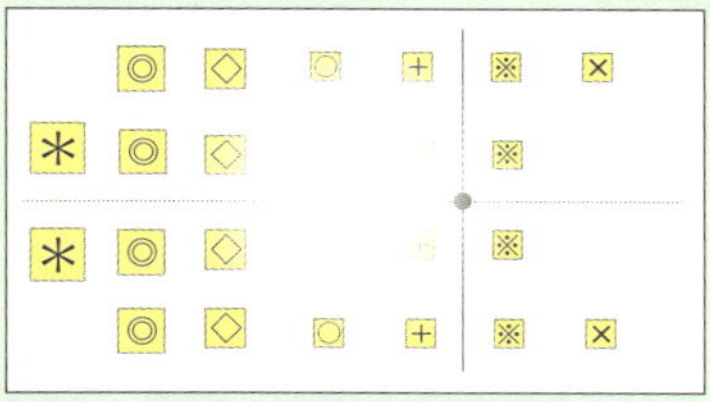

② 上下で記号の見え方が違う

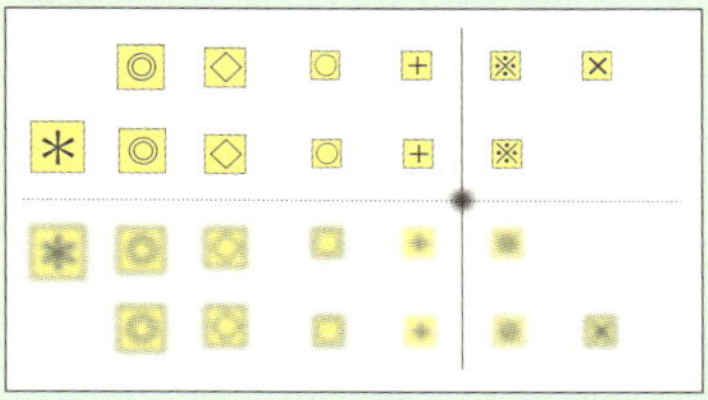

少しでも異常を感じた人は、眼科の受診をおすすめします。40歳を過ぎたら月に1回の定期チェックを。

緑内障になったら・・・

実生活でこんな不具合が！

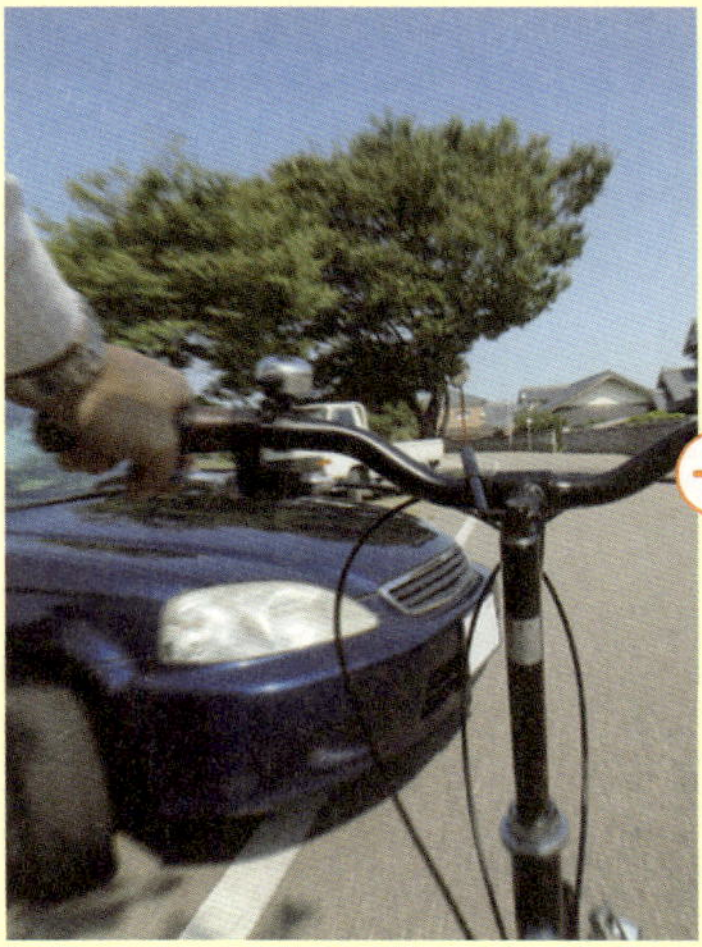

正視

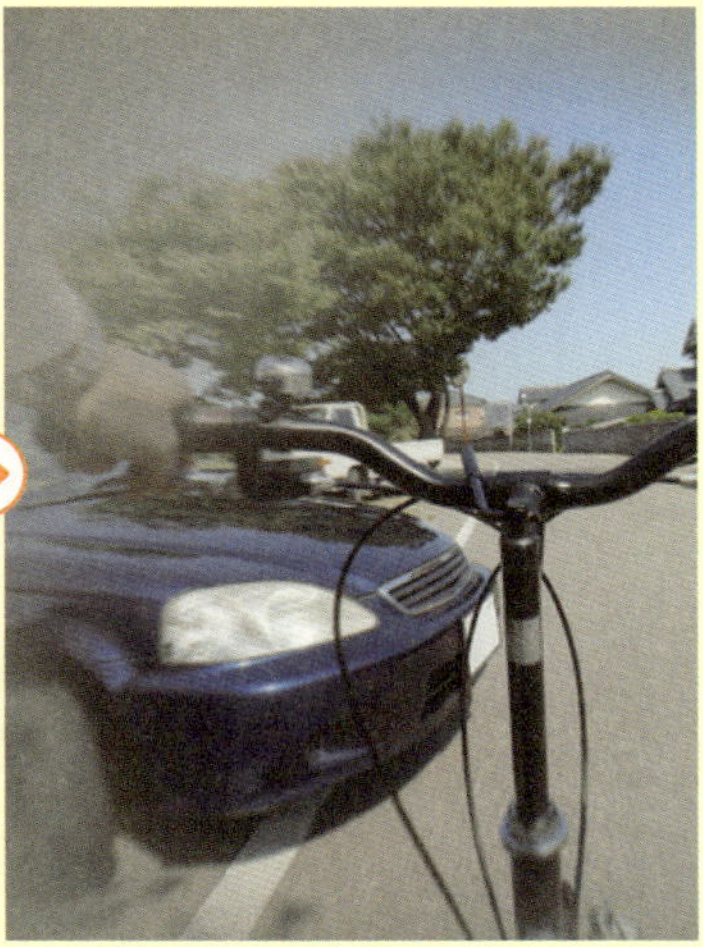

左側の視野が欠けているため、右折してきた車に気づかず危うく衝突しそうに！

視力回復のための新習慣

結果を記録して振り返ろう!

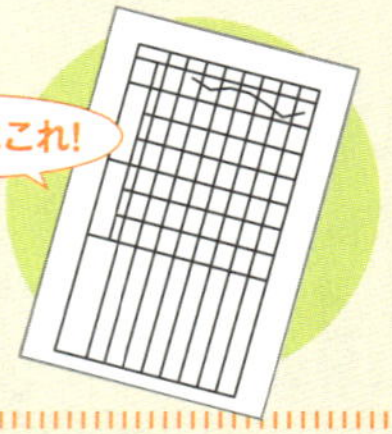

視力は、毎日はかり続けることで回復効果が顕著にあらわれます。そして、「はかる」に加えて大事なのが、毎日の視力を「記録」して「振り返る」こと。ここでは、付属のシートを使った記録方法を解説します。

詳しくは94～100ページを参照

「はかる」と「記録」をくりかえすと、どんどん目がよくなる!

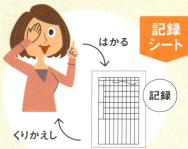

記録の最大のメリットは、視力が悪化傾向にあるときにすぐに気づき、なぜ下がったのかを考えるきっかけになること。「はかる」と「記録」はセットでくりかえすことが重要です。

シートの使い方とポイント

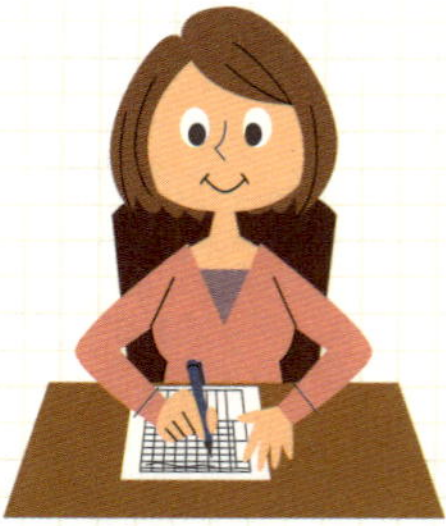

巻頭綴じ込みの最終ページにある〈記録シート〉を切り取り、コピーを取ってから使います。このシートで記録できるのはちょうど１週間分。２週目以降は、２枚、３枚と用紙を足して記録しましょう。ひと言メモの記入も忘れずに。

慣れてきたらこんな使い方も！

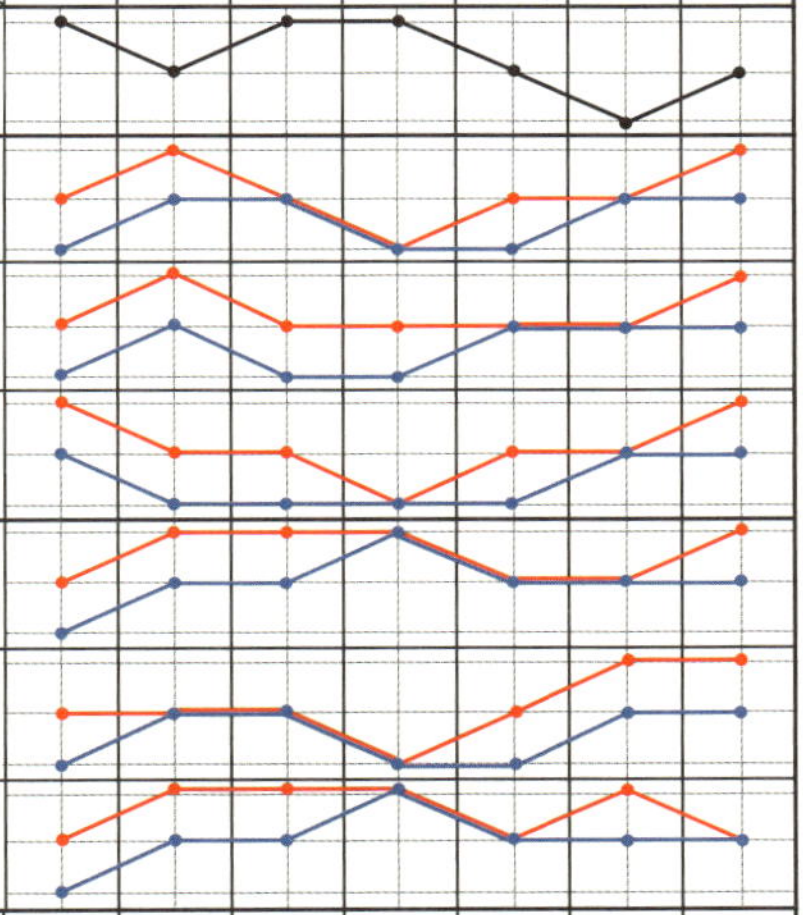

チェック項目		日にち(曜日) / 数値	(1)日(月)	(2)日(火)	(3)日(水)	(4)日(木)	(5)日(金)	(6)日(土)	(7)日(日)
(記入例)一般	両目	(1.2) (1.0) (0.9)							
一般(3m)	両目	(1.2) (1.0) (0.9)							
	右	(0.8) (0.7) (0.6)							
	左	(0.7) (0.6) (0.5)							
老眼(30cm)	両目	(1.2) (1.0) (0.9)							
	右	(1.2) (1.0) (0.9)							
	左	(1.0) (0.9) (0.8)							
ひと言メモ		(記入例)ぐっすり寝たので目もすっきり。視界も良好。	今日から「はかるだけ！ 視力回復法」にチャレンジ。がんばるぞ！	昨日はいつもより早く寝たので目覚めがよかった。目もクリアーな気がする。	今日は仕事中に意識して、目を休ませるようにした。やはり目の疲れ具合が違うようだ。	昨日は夜更かしをしてしまった。前日よりも、全体的に視力が落ちているのはそのせいだろうか。	コツをつかんできたかも。目にいいこと、悪いことが、すぐに視力に影響するのがわかってきた。	土曜日なので昼過ぎまで寝てしまった。おかげで目は、充分休まったようだ。	今日で1週間が経過。なんとなく、目に対する意識が高まっているのを感じる。続けてみよう！

朝の記録は赤ペン、夜の記録は青ペン、というように、はかった時間帯によってペンの色を変えると、2つの時間帯の記録ができます。夜は目も疲れているため、朝よりもスコアが悪くなる傾向があります。こうした視力の揺らぎも、実際にはかってみると実感できるでしょう。

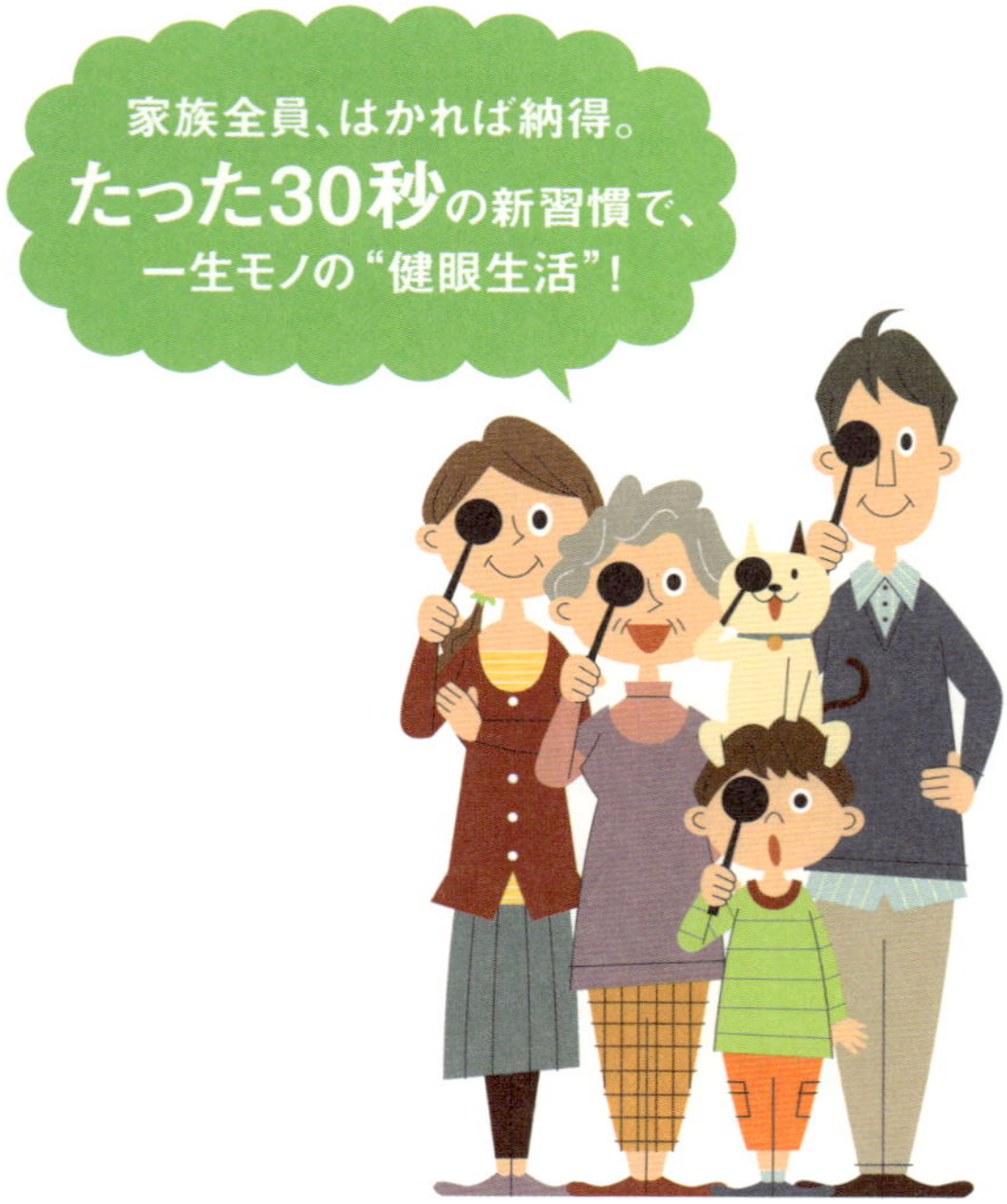
家族全員、はかれば納得。
たった30秒の新習慣で、
一生モノの“健眼生活”！

はじめに
今注目！　なぜ「はかるだけ」で、視力がグングンよみがえるのか

本書の**「はかるだけ！　視力回復法」**は、お子さんから高齢者まで、近視や老眼、疲れ目、白内障、緑内障など、さまざまな目の不安を抱えた方が、確実に効果を感じることのできる、画期的で新しいメソッドです。誰でも自宅で安心して取り組めます。人の手を借りずに「あなた自身で視力をはかる」ところがポイント！

「でも、視力をはかるだけで本当に目がよくなるの!?」

そう思った方もいらっしゃるでしょう。

ご安心ください。もちろん本当です。

「はかること」を習慣にして自分の目に意識を向けていると、落ちた視力を取り戻す力、そして、それを維持する力が共に高まり、視力が実際に回復していくのです。

これは、長年診療や指導をしてきた中での臨床経験から、確証も得ている事実です。

しかも、成果が目でわかるので、楽しみながら継続できます。

不思議なようですが、これは「目」と「脳」の密接な関係によります。

◎眼鏡をつくりたい人には「待った！」をかけます

私は現在、名古屋で「ほんべ眼科」という眼科と統合医療科のクリニックを開業しているのですが、初診の患者さんからすると、ちょっと変わった医者にうつっているかもしれません。

というのも、視力低下で早く眼鏡をつくりたがっている方や、疲れ目などで目薬が欲しいという方に、

「ちょっと待ってください。その前に……」

と、すぐ「待った」をかけるからです。そして、目が悪くなった原因をいっしょに探しながら、自力での視力回復法を紹介していくのです。

病気の原因は、患者さんが１００人いれば１００通りあります。

その原因に近づくために、患者さんが「どんな人間か」を知ることは、治療の大切なプロセスです。

普段どんな環境で生活しているのか？　仕事は？　家庭は？　どんなふうに考え、何をよく食べるのか？　育った環境は？　これらを総合的に診て問題点がわかると、その人に適した対策も見えてきます。

・目の不調を全身からととのえる

・できるだけ薬や眼鏡に頼らず、自力で原因を正す

これが、根本から目をよくするための原則です。

◎視力は一度下がってもよくなるもの

従来の現代医学の考え方は、

「近視も老眼も病気ではないから、治す術《すべ》がない」

というもので、眼科医は眼鏡やコンタクトレンズの処方箋を出すくらいしか方法がありませんでした。

そんな中、私はちょっとへそ曲がりな医者なので、

「視力低下はれっきとした病気で、治せるもの」

しかも、

「自分の力で回復できるもの」

という考えのもと、さまざまな角度から、視力回復の研究を続けてきました。

現在も「ホリスティック眼科医」として講演など行なっていますが、「ホリスティック（Ｈｏｌｉｓｔｉｃ）」とはギリシャ語で「全体、つながり」といった意味です。

つまり、**目の不調を心や環境も含めた全体から診ること**を大事にしているのです。

もともと内科医だったこともありますが、その経験の中で医学書の公式にとらわれないやり方に可能性を見出し、中国やインドなどの伝統医学から運動、手技療法まで、いいものはどんどん治療に取り入れてきました。

すると、現代医学では「治らない」といわれていた従来の常識が次々と塗り替わり、症状の改善が認められるようになっていったのです。

患者さんにも、できるかぎり、自分で視力を回復させる方法を提案してきました。実践してくださった方は、みなさん確実に結果を出しています。

そこで、本書をきっかけに、読者のみなさんにも「自力で目をよくすること」に目覚めていただきたいのです。

◎不思議！「目が悪くなった」と決めつけると本当に悪くなる

「視力は、一度下がったらアウト。回復させるのは無理」とあきらめていると、せっかくの治るチャンスも逃してしまいます。

しかも、日本人はもともと生真面目なので、一度の検査で「目が悪い」とわかると、みなさん急いで処方箋通りに眼鏡やコンタクトレンズをつくり、手放せなくなる傾向が見られます。

そのまま何もしないでいると、さらに視力が落ちて、もう一段階、度数を上げた新しい眼鏡やコンタクトレンズをつくることになります。

この従来の近視化、老眼化のお決まりのパターンを塗り変えるには、実践の前に、「意識」を変えることが必要です。

まだ多くの人は「目は一度悪くなったら回復できない」と思っているようですが、その決めつけをやめ、**「目は自力でよくなる」**と考えるだけでも、実際、違うのです。

ここで、視力回復の決意表明をしてはいかがでしょうか。

◎眼鏡は〝松葉づえ〟のようなもの。必ず手放せます！

もちろん、眼鏡やコンタクトレンズを否定するわけではありません。頼りすぎてしまうがあまり、かえって**視力低下を進めてしまうことが問題**なのです。

そもそも、眼鏡やコンタクトレンズは**視力矯正用の医療器具**といった役割で、治すことが目的ではありません。いわばケガをしたときに使う〝松葉づえ〟のようなものです。

松葉づえはケガが治れば手放しますよね。眼鏡やコンタクトレンズも同じで、**本当に必要なときだけ使いながら視力回復をめざせば、手放すことができる**のです。

みなさんもぜひ、本書でご紹介する「**はかるだけ！ 視力回復法**」を楽しみながら試してみてください。一つの検査は、30秒もあれば充分です。１日の中のたった30秒、10日間続けてみるだけでも、その劇的な効果に驚くことでしょう。視力はちょっとしたことでよくも悪くもなるので、工夫しながら続けることが大事です。

また、第5章でご紹介する「**アイネック体操**」(198ページ参照)や「**スワイショウ**」(209ページ参照)で首と目の緊張を同時にゆるめれば、目の血流もよくなり、視界もスーッと晴れてきます。血流をよくすることで、白内障、緑内障、加齢《かれい》黄斑変性症《おうはんへんせいしょう》……など目の深刻なトラブルも予防、改善できます。

視力を上げるしくみは、実は、とてもシンプルです。

「はかる、早く見つける、早く回復させる」を習慣にすれば、目は何歳からでもよくなります。

今は、**自力で健康な目をつくれる時代**です。従来の眼科の常識にとらわれず、自由な発想で、あなたも視力回復の道を目指してください。

本部 千博

CONTENTS

第1章

提言！
「はかるだけ」で脳が変わる、目が変わる！

第2章 実践！最新メソッド「はかるだけ！視力回復法」

第3章

発見！「一生、目がいい人」には共通点があった！

第4章

改善！暮らしの中で「目がよくなるスイッチ」を入れよう！

第5章

回復！全身の血流がよくなれば、あなたの目はぐっとよくなる！

●巻頭綴じ込みの見え方チェックシートを使った検査方法は、自宅で手軽にチェックするための簡易版です。より正確な検査を受けたい場合は、眼科を受診するようにしてください。
●これらのチェックシートで異常がなくても、普段の生活で気になることがあれば眼科の受診をおすすめします。

編集協力：櫻井裕子
イラスト：タニグチコウイチ、平井きわ
本文デザイン：河南祐介（FANTAGRAPH）
写真提供：フォトライブラリー

第1章

提言！

「はかるだけ」で脳が変わる、目が変わる！

目は脳の一部、「はかる」と脳も活性化する

今、**日本人の目は危機的な状況**にあります。

パソコンやスマートフォン（スマホ）などで日常的に目を酷使し続けた結果、子どもの頃から眼鏡やコンタクトレンズを手放せなくなる方が後を絶ちません。老眼になる年齢も急激に早まっていますし、疲れ目やドライアイに悩む人も増えています。

そこで私は、一人でも多くの患者さんが健康な目を取り戻せるよう、眼科医の立場から指導を続けてきました。親子で学ぶ子ども向けの視力回復教室なども開催していますが、そこで必ずお伝えするのが、**自分で「はかる」ことで自身の視力をよくする力を引き出す、「ほんべ式」の目のホームケア**です。

このケアには多彩なメソッドを取り入れていますが、患者さんの中には、かける一

歩手前で眼鏡がいらなくなった方、使っていた眼鏡やコンタクトレンズを手放すまで回復された方も少なくありません。

私自身も、20代後半のころ、0・1の近視を自力で0・7まで治した経験があり、60歳を過ぎた今でも、両目で1・0の視力があり、遠くを見るのも近くを見るのも、眼鏡のお世話にならずに生活しています。当然、普通自動車の運転免許証も裸眼で更新しています。

そう、**視力は一度下がってもよくなるもの、自力で回復できるもの**です。

そして、**「はかるだけ！ 視力回復法」は、私が約30年の臨床経験を経て、ようやくたどり着いたメソッド**なのです。

◎決め手は「目」と「脳」への同時アプローチ

みなさんは普段、あまり意識していないと思いますが、人は「目」だけで、モノを見ているわけではありません。

眼球を通して網膜に映像が映っても、脳がそれを認識しなければ「見えていない」のと同じこと。

目にはたくさんの神経があり、脳に直接つながっています。というより、目は脳の一部であり、脳の一部が外部にむき出しになっている状態といってもいいでしょう。

すなわち、モノが見えているのは**「目と脳の共同作業」**ということです。

ですから、視力回復を行なうとき、「目」だけにアプローチする治療法では不充分なのです。「目」と「脳」の両方に働きかけること。それが重要です。

そこで「はかるだけ！ 視力回復法」では、**「視力をはかること」で脳と目の連携を活性化させつつ、何が原因で視力が落ちたのかを考えていきます。**

詳細はこれから説明していきますが、それが視力回復の〝最短距離〟であることは間違いありません。

こうして落ちた視力が戻る！

では質問ですが、あなたがいちばん最近、視力をはかったのはいつですか？

それは、どこではかりましたか？


昨今、ネット上で視力検査ができるアプリも増えていますが、ほとんどの方は、健康診断や眼科を受診したときに専門医に「はかってもらった」のではないでしょうか。

ところが、**年に数回程度の検査だと、気づかないうちに視力低下を招きやすい**のです。


自分の目のことが正確にわからなければ、よくすることもできません。

そこで私がおすすめしているのが、１日30秒、顔を洗ったり歯を磨いたりする感覚で、気軽に視力をはかり、目のケアを習慣にすることです。ここが「はかるだけ！

視力回復法」の〝最大のキモ〟です。

「はかるだけ」と聞いて、以前テレビ番組等で話題になった「はかるだけダイエット」を連想した方もいらっしゃるかもしれませんね。

はかるだけダイエットとは、毎日体重をはかって、折れ線グラフに記録する方法で、「確実にやせられる」と評判です。成功するいちばんの理由は、**心（脳）に働きかけて「やせよう」というモチベーションを上げられること**です。体重の変動を毎日チェックしていると、少しの増量でも食べ過ぎに気をつけるようになり、結果的にやせられるのです。

実は、自分で視力をはかっても、同じことが起こります。

視力というのは、実は**体重のように微妙に変動**しており、朝と夜で違いますし、目を酷使するパソコン作業の前後などでも変わります。この小さな揺れを観察していると、「目をよくしよう」というモチベーションが上がります。そして、視力低下の前兆にも早く気づけて、すぐに手を打てるのです。

はかる → 「目」をよくしようと「脳」が働き出す → 脳と体が「目にいいこと」を勝手にはじめる → 視力回復

この流れをうまくつくれば、視力は回復できます。
また、視力がガクンと落ち込むこともなくなります。

はかる → 目の不調に早く気づく → 簡単に回復 → 目の深刻なトラブルも予防・改善できる

近視も、老眼も、白内障などのさまざまな目の病気も、発見が早ければ早いほど、簡単によくなります。

一方、すでに視力低下が進んでしまったという方、「もう手遅れなのかも……」と悲観するにはおよびません。**多少時間はかかっても、落ちた視力は戻せます。**

ある日〝バチッ〟と脳のスイッチが入ります

前述の通り、脳と目はつながっていますから、**意識を変えるだけでも目はよくなります。**とても簡単なことで、まずは、

「自分の目はよくなる！」

と、強く意識すればいいのです。

私たちの心の中には、常にいろいろな思いが巡っていますが、その思いを上手に生かせば、それこそ**リスクゼロで治る力が強化**されます。

もしもあなたが、

「視力は一度落ちたら戻らない」

「病気はどんどん悪くなるものだ」

といつも考えているとしたら、なかなかよい結果はもたらされないでしょう。よくなると思えばよくなるし、悪化すると思えば悪化するというのが私たちの「脳」と「心」と「体」の不思議なところです。

大切なことなのでもう一度いいますが、効果を上げるには、

「私の目は（体は）絶対によくなる！」

というように、あえて強気で思うこと。それだけでモチベーションがグンとあがり、視力回復への取り組み方が変わってきます。その結果、確実に視力がよくなるのです。

脳は、私たちが想像する以上に優秀です。

「はかる」を繰り返していると、ある日〝バチッ〟と、脳のスイッチが入り、「目をよくすること」を全力でかなえようとしてくれます。

このスイッチが入ったら、あとは面白いように目がよくなっていくのを実感できるはずです。

「裸眼」の時間を増やしなさい

長い間ずっと眼鏡やコンタクトレンズを使い続けてきた人は、裸眼になることに抵抗を覚えたり不安を感じやすいものです。

そこでまずは、

「眼鏡やコンタクトレンズがないとダメ」

という思いを、

「裸眼でも大丈夫」

「眼鏡やコンタクトに頼らなくても目は必ずよくなる」

と切り替え、常にそう思いながら**裸眼でいる時間を増やして**いってください。すると、視力自体も回復をみせるようになります。

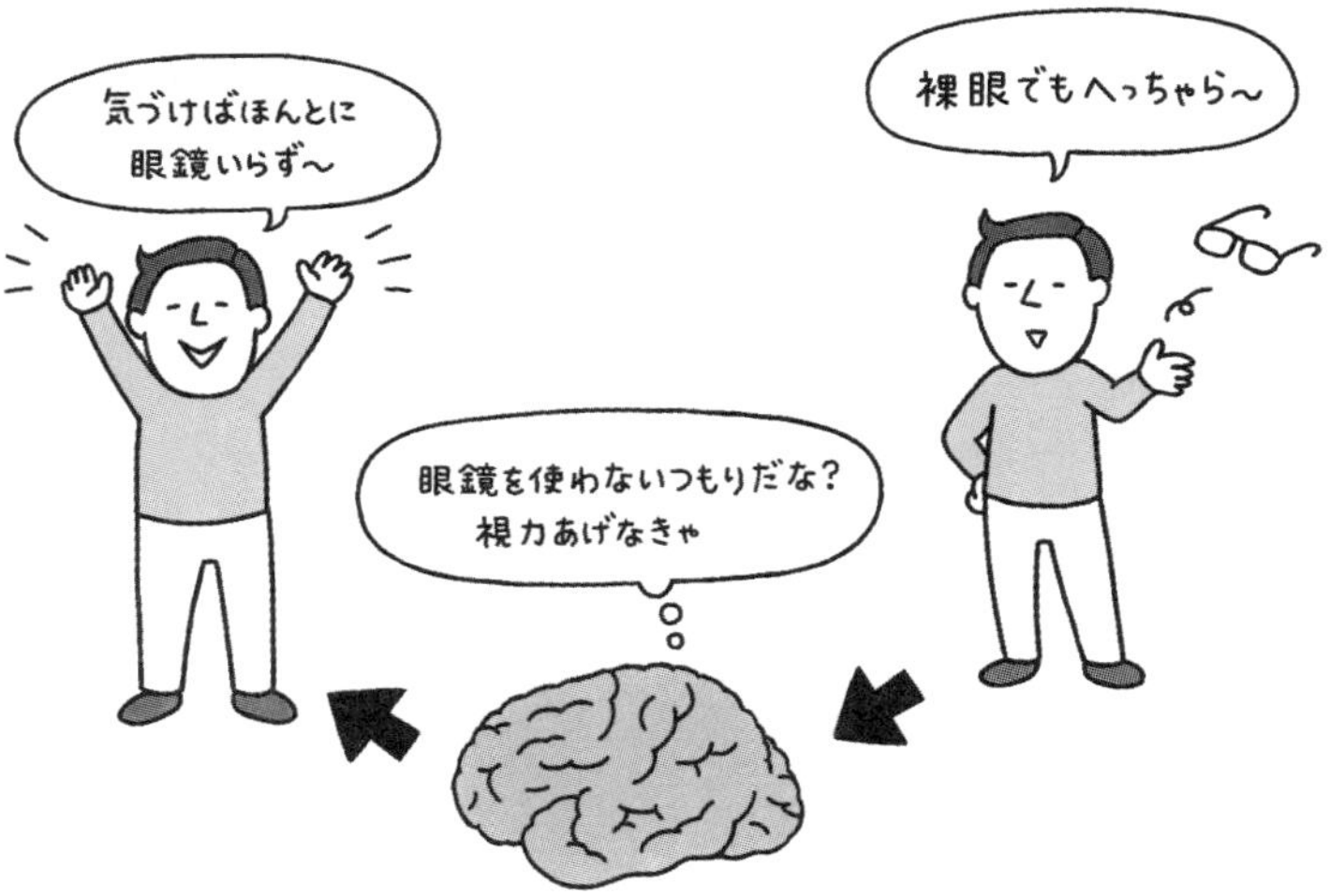

実際、軽い近視の方は、室内生活においては眼鏡がなくても問題ない場合が多いのです。

眼鏡やコンタクトをつくるとき、検査技師や眼鏡屋さんがどこに基準を置くかというと、遠くのモノがよく見えるように、つまり「遠方視」を重視しています。

つまり、近方作業時には必要のない〝度の強い眼鏡〟をわざわざかけているのです。

部屋の中でくつろいだり、手元で本を読むぶんには必要ないはずなのに、眼鏡やコンタクトを使用しているのはどういうことなのでしょう――。

◎視力低下が脳の老化を招く

「裸眼ではどうせ見えない……」とあきらめていると、裸眼では「見る」努力をせず、〝なんとなくボンヤリ〟としか、モノを見なくなってしまいます。

そうすると、脳も裸眼で見ることをあきらめて〝なんとなくボンヤリ〟過ごします。

これでは、脳も目もますます怠けるばかり。

視覚からの刺激が脳を発達させることでもわかるように、視覚刺激がなくなると脳の働きは次第に衰えていきます。視力の低下は、認知症を招くともいわれるほどです。

まずは、怠けた目と脳をたたき起こし、「裸眼でも見える」「いくつになっても、しっかりモノを見る」ということを覚えさせる必要があります。

「長寿の目」は簡単につくれる！

今回、「はかるだけ！ 視力回復法」を初公開させていただくにあたり、一般的な視力検査表のほかに、加齢によって増加する「老眼」、「白内障」、「緑内障」、「加齢黄斑《かれいおうはん》変性症《へんせいしょう》」を早期に発見できる、**計5つの「見え方チェックシート」、そして検査結果の記入シート**を巻頭につけました。

使い方は第2章で詳しくご説明しますが、このチェックシートで見え方をまめにチェックしていると、普段から**目の使い方に気をつけるようになり、「よくなろう」という意識も格段に上がります。** そして、病院に駆け込む前に視力低下にストップをかけられるようになります。

それからもう一つ、視力をよくするなら、**全身のコンディションをととのえる**ことも忘れないでください。

目は、脳とつながっている体の一部ですから、体のどこかに不調があれば、目にも影響があらわれます。

目と脳が最高の働きができるよう、ベストコンディションを維持したいものです。

そこで、チェックシートを用いたメソッドと共にぜひ実践していただきたいのが、あなたの心身をまるごと元気にするトータルケアです。

全身の血液をサラサラにする体操からストレス対策まで、いい習慣を一つひとつ身につければ、自力でよくなる力がつき、目と体の健康寿命がすくすく延びていきます。日を追って視界が晴れていく喜びは格別です。

みなさんのまわりには目を悪くする要因がいっぱいですから、医者に任せきりではもう自分の目を守り切れません。

今日からはあなた自身がお医者さんです。

新しい習慣で、10年後も、20年後も衰えない若く健やかな目を育てましょう！

視力は朝と晩でも微妙に変わる

ところで、視力は常に揺らいでいて、微妙に上がったり下がったりをくりかえしていることをご存じですか？

もしあなたが健康診断や眼科の視力検査で、

「右目の視力は０・５、左目は０・４」

と診断されたとします。

その場合、しばらくこの視力で固定されると思うかもしれませんが、実は「今の視力」はあくまで目安にすぎません。はかったとき０・５なら、その前後でブレながら、よくなったり悪くなったりしているのです。

視力の変動は一日の中でも起こっていて、**朝方がいちばん視力は冴え、夜になって**

体が疲れてくると目も見えづらくなります。

このことは、とくに40歳を過ぎて老眼を意識しはじめた方ほど実感されているのではないでしょうか。

また、視力は体調や気分、天候とも密接な関係がありますし、その日の目の使い方や労働時間にもかなり影響を受けます。

睡眠をたっぷりとって爽快な気分のときは目の調子もよく、逆に、不眠不休で疲れ切っているときは目のピントも合わせづらくなります。

パソコンやスマホの画面を長時間じっと見続ければ、当然、目が疲れてしょぼつき、視力も低下しやすくなるでしょう。また、雨が降った日は視力が悪化したり、はかる場所によって数値がかなり変わることもあります。

このように、視力はちょっとした変化にも敏感で揺れやすいのです。

視力低下や目の病気は、視力の微細な揺れをくりかえしながら下降線をたどった結

果です。

たとえば、深夜のパソコン作業など、目を酷使する生活が続けば、視力は下にブレる頻度が多くなるでしょう。それが積み重なれば、視力低下は免れられなくなります。逆にいえば、小さなブレの段階で戻しておけば、長期的な変動は起こりづらくなります。

◎今、子どもたちの目が危ない！

通常、小学校での視力検査は年一度、多くても二度です。これでは全然足りません。というのも、子どもは視力が落ちるのが早く、また、自分の視力が落ちていることに気づきにくいからです。前回の検査で右も左も視力が１・５あったのに、今回は０・５になっていてビックリしたというケースもよくあります。

子どもによく見られる「仮性近視」は、早い段階で気づけば本当の近視になるのを防ぐことができます。逆に、時間が経てば経つほど回復にも時間がかかります。

ですから、お子さんにこそ、この「はかる」習慣が重要になってくるのです。

大切なことなので繰り返しますが、子どもの視力は、手を打つのが早ければ早いほどいいのです。

これからはぜひ、お子さんといっしょに視力をはかることを毎日の習慣にしてください。

取り返しがつかなくなる前に、視力の微妙な揺れに気づき、手を打つ。これがポイントです。

とにかく、大人も、子どもも、**こまめなチェックとケアが大事**です。

下がった都度、すぐ元に戻すクセをつけておけば、いい状態を長くキープできます。

80歳を過ぎても老眼知らずということも、決して夢ではなくなります。

一度の視力検査で「上り坂」か「下り坂」かはわからない

最近の視力検査のデータから、

「自分は両目とも0・7だ」

と思っていても、はかった時期が数カ月前やもっと前なら、現時点ではガクンと下がっているかもしれません。

あるいは、計測した際、あなたの体調がすぐれなかったり、計測後に何か目にいいことをはじめたなら、今の視力のほうがよくなっている可能性もあります。


いずれにしても、**検査の頻度が少なければ少ないほど、前にはかった数値は信用できません。**そしてもう一つ、たまにしか検査をしない問題点は、今の視力が**上り坂の途中なのか、下り坂の途中なのかがわからない**ことです。

たとえば、同じ０・７でも、もっと低いところから上がって０・７になったのか？
それとも、高いところから下がって０・７になったのか？

ここは重要なところで、そのどちらにいるかで対策も変わってきます。

もし上り坂の途中なら、眼鏡やコンタクトレンズを検討する前に、眼科医の立場として「今、いい状態に向かっているので、とりあえず目の休養や眼筋をリラックスさせるメソッドで様子を見ましょう」とアドバイスできます。

下り坂のときも、それがもし短期間に起こった変動とわかれば、「過労の影響かもしれませんね。まずは睡眠をよくとって、眼を休めてください」と伝えることができます。いちばん調子が悪いときに慌てて眼鏡をつくると、かえって矯正しすぎるという問題も起こりやすいため、やはり少し様子を見たほうがいいのです。

視力の計測をこまめにやっていると、**一時的な悪化なのか、時間をかけて進んだものかがわかるので、前後の推移を見ながら対処**できます。

また、自分の視力の波を知っていると、「治そう」「治ろう」とするモチベーションも上がります。

今が上り坂なら、さらに上げたくなるし、下り坂なら少しでもよくしたくて「よし、がんばろう！」と意欲的になれるでしょう。その結果、本当に視力がよくなれば、もう一段階やる気が上がり、ますます好循環になっていきます。

新聞のテレビ欄が見えづらくなったら、老眼の赤信号！

「新聞のテレビ欄がはっきり見えない」
「最近、画面を離さないとスマホの文字が見づらい……」

そんな自覚があれば、あなたの目は老眼が進んだ可能性が高いでしょう。
一般に40代以降にあらわれる老眼は、いわゆる目の老化現象で、ピントを合わせる調節機能の衰えから、近くがぼやける、目が疲れやすくなる、目がかすむ、などの症状があらわれます。

ただし、本当は老眼も症状があらわれるずっと前からゆっくり進行しています。驚かれるかもしれませんが、**目の老化は、なんと20代からはじまっている**のです。

つまり、自覚症状が表に出るまでに20年以上を要するわけで、「あれっ」と思ったときは本格的な老眼になっています。

巻頭の見え方チェックシートには、近くの見え方をチェックする視力検査表（老眼用視力表）も含まれていますが、もっと手軽に老眼を見極めるなら、まず細かい文字の見え方を自分で観察してみるといいでしょう。

とくに、自己チェックのツールとして役立つのが次の文字です。

- **新聞の株式欄やテレビ欄**
- **レシート**
- **スマホ、携帯の液晶画面**
- **時刻表**
- **文庫本**

これらが今あなたの身近にあれば、試しにその場で裸眼で「見え方」をチェックしてみてください。30センチほど離して見てみましょう。
いかがですか？　よく見えますか？　これより遠くに離したほうがよく見えるということはありませんか？

私のクリニックでも、簡易な老眼テストとして、これらの文字のサンプルを見ていただきますが、この中でもとくに字の細かい新聞の株式欄と時刻表のサンプルがラクに見えていれば、今のところ心配はありません。距離を離さないと見にくいようであれば、既に近くを見る視力は０・３〜０・４のレベルまで落ちていると思われます。つまり、正真正銘の「老眼」の可能性大です。

テレビ欄や文庫本は難なく読めても、株式欄や時刻表が見えづらいという方は、小さい文字からピントが合いづらくなっていて、「老眼が進行中」と自己診断できますね。

ところで、一般に行なわれる視力検査は、「遠くの見え方」を測定するのが目的で、

「近くの見え方」の検査法はこれとは異なります。

たとえば、一般の視力検査で1・2以上の目のいい人でも、老眼の影響で近くは0・4か、それ以下に落ちていることがよくあります。

ところが、もともと目がいい人は目の悪い感覚に慣れていないこともあって、対策を先延ばしにしやすいのです。ぎりぎりまでねばり、ようやく眼科に行くと、

「老眼ですね……。早く眼鏡を」

と告げられ、「歳だから仕方ない」としぶしぶ老眼鏡をつくって、そのまま手放せなくなる、というのが、従来の老眼が進むパターンでした。

加齢と共に目の老化は誰にでも起こりますが、こうなる前に予防策はいくつもあるので実にもったいないと思います。

遅くとも、医薬品などの「添付文書に書かれている極小の文字が見づらい」くらいのところで手を打てば、**老眼鏡に頼る手前で回復させることもできる**のです。

今、30代で老眼になる人が増えている

目の老化現象も早期発見でストップをかけられますが、では、対策はいつからはじめればいいのでしょうか？

これはもう1年でも2年でも、あるいは5年でも、もっといえば10年でも、**早ければ早いほどいい**でしょう。40代に入ってからでは遅い、いえ、遅過ぎといっても過言ではありません。

実は、つい先日のこと、30代半ばを過ぎた女性の患者さんが、

「近くがぼやけるようになって……」

と診察にみえたのですが、検査の結果、すでに老眼がはじまっていることがわかりました。なんと、その時点で初期を過ぎた人がかけるプラス2（中等度）の老眼鏡が

必要になっていたのです。

「まさか、私が老眼に!?」

さすがに本人もひどくショックを受けていましたが、最近はこのように「老化」という言葉がピンとこない年齢で、早々と老眼の症状があらわれるケースが増えています。

四六時中パソコンやスマホの液晶画面を見続けるという、目にとって苛酷な労働環境が、老化を早める主因になっているのでしょう。これでは先が思いやられます。

◎目のアンチエイジングも、早ければ早いほどいい

もう一度言いますが、目の老化は20代からはじまっています。

よく「25歳はお肌の曲がり角」といいますが、目も同じです。

肌の場合、10代の頃はピンと張ってみずみずしかったものが、20代半ば頃から睡眠

不足のときに回復しづらかったり、化粧のノリが悪くなるなど、小さな変化が気になり出すのではないでしょうか。

目も同じで、一般に**25歳を過ぎると調節機能が徐々に低下し、たとえば徹夜明けなどはピントが合いづらくなるなどの変化**があらわれます。

といっても、よほど無茶をしない限り、変化は急激には起こらないため、気づかないうちに悪化させてしまうのです。

老眼の症状があらわれる年齢は、個人によって30代から50代までかなり差があり、中には60歳を過ぎても80歳になっても自覚症状があらわれない人もいます。この差は、**「それまでの人生で、どんな目の使い方をしてきたか」**によります。

「まだ若いから平気」と過信して目を酷使すれば老化が早まり、40代までもたなくなってしまうし、いい習慣を身につけて目を大切に扱っていれば、長持ちします。

視界のゆがみ、光のまぶしさ……あなたは大丈夫？

「ただの老眼か疲れ目かな？」と思っていたら、実は他の目の病気が進行していることもあります。高齢になるほどその確率は高くなります。

たとえば、昔からよくいわれているのが、

「障子の桟《さん》がゆがんで見えたら注意！」

という警告です。

障子や四角い窓枠など格子状のモノを見たとき、直線がちょっとでもゆがんで見えたら、「**加齢黄斑変性症**《かれいおうはんへんせいしょう》」という病気のお知らせかもしれません。

読んで字のごとく加齢黄斑変性症は網膜にある黄斑部の加齢現象で、**視界の中心部が見えづらくなるため、モノがゆがんで見えたり、ぼやけたり、欠けたりといった視**

力低下が起こります。

また、「**糖尿病性網膜症**《とうにょうびょうせいもうまくしょう》」という糖尿病の合併症の一つが進んでも、同様にモノがゆがんだりすることがあります。

「**網膜前膜**《もうまくぜんまく》**（黄斑前膜**《おうはんぜんまく》**）**」も同じゆがみなどの症状があらわれますが、こちらは網膜の表面に薄い膜が張り、この膜がシワをつくることでゆがんで見えたり視力が低下したりする病気です。


この他、加齢と共に起こりやすい目の病気といえば、**水晶体と呼ばれる目のレンズが濁る「白内障」**と、**視神経の障害から視野が欠けてしまう「緑内障」**がよく知られています。


「霧がかかったように目がかすむ」

「モノがぼやけて見える」

「光が強い場所だとまぶしくて見えづらい」

「二重、三重に見える」

「眼鏡をかけても見えづらい」

……などの症状があれば、「白内障」が疑われるし、

「視野の一部が欠けた感じ」

があれば「緑内障」が疑われます。


いずれの病気も、**老眼や疲れ目などと似た症状があらわれるので混同しやすく、しかも、ゆっくり進行するので、初期段階で気づきにくい**点は同じです。多くの方は自覚症状が出てから対策を考えるので、早期回復のきっかけを逃してしまうのです。

◎早期発見が遅れるのは、左右の目で補い合うから

しかも、普段「両目」を使ってモノを見ていることも、早期発見を遅らせる要因です。

目は左右で補い合って「見る」ので、片方の目が悪くなっていても、一方がカバー

して「両目ともクリアに見える」と錯覚することはよくあります。左右別々では0・5でも、両目だと0・7の視力が出ることもごく普通にあるのです。

そこで、メソッドの実践に入る前に、目の不調を早期に発見する、ごく簡単な方法として、**「片方の目で見る」**ことをやってみましょう。

付属の見え方チェックシートを使うと、より本格的な検査ができますが、まずは、手軽に加齢黄斑変性症をチェックする方法として、手近にある障子や四角い窓枠など、部屋の中の格子模様を探し、一方の目を隠した状態で、片方ずつ見てみてください。もし異常があれば、両目ではなかなか気づけなかった異変に「あれっ」と気づくことができます。

白内障や緑内障も同様で、壁にかけたカレンダーでも時計でも、同じ対象を片方の目で交互に見てみると、「左目の（または右目の）見え方がちょっと変だ」ということがわかりやすくなります。

加齢黄斑変性症や緑内障は失明のリスクもある病気ですから、どんな小さな変調でも、気づいたらすぐ、眼科で診察を受けるようにしてください。

さて、みなさん、おまたせしました。それでは、早速、視力を自分ではかっていきましょう!

第2章

実践！

最新メソッド「はかるだけ！　視力回復法」

視力を自分ではかってみよう！

ここからはいよいよ、「はかるだけ！ 視力回復法」メソッドの実践に入ります。
巻頭に綴じ込まれている「見え方チェックシート」①～⑤を切り取り、手元にご用意ください。これらは、あなたの今の視力や目の状態を把握するための検査用紙です。

見え方チェックシート①〈一般用（遠くの見え方がわかる）〉視力表
見え方チェックシート②〈老眼用（近くの見え方がわかる）〉視力表
見え方チェックシート③〈加齢黄斑変性症《かれいおうはんへんせいしょう》〉
見え方チェックシート④〈白内障〉
見え方チェックシート⑤〈緑内障〉
記入シート　①、②の検査結果を記入するシート

見え方チェックシート①
〈一般用〉視力表

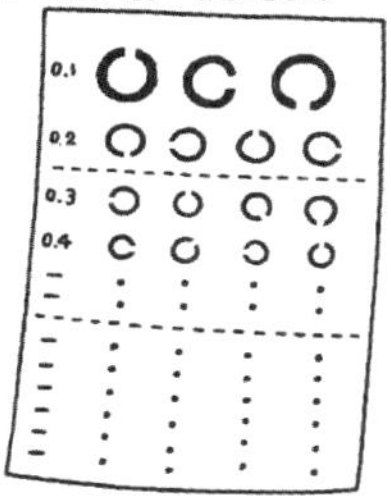

見え方チェックシート②
〈老眼用〉視力表

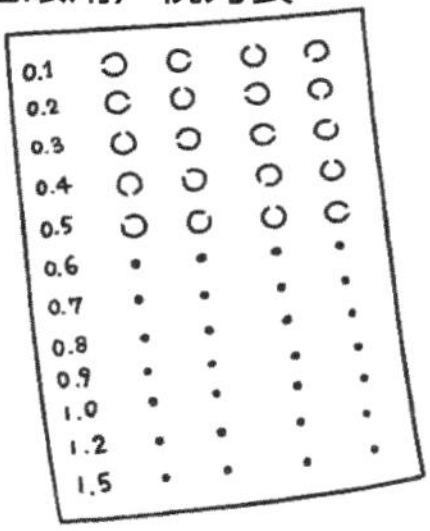

見え方チェックシート③
〈加齢黄斑変性症〉

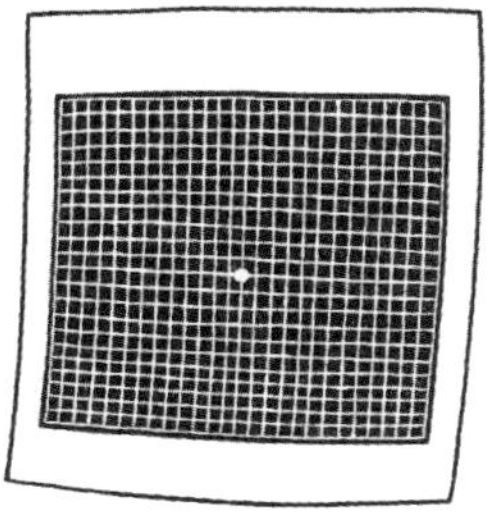

見え方チェックシート④
〈白内障〉

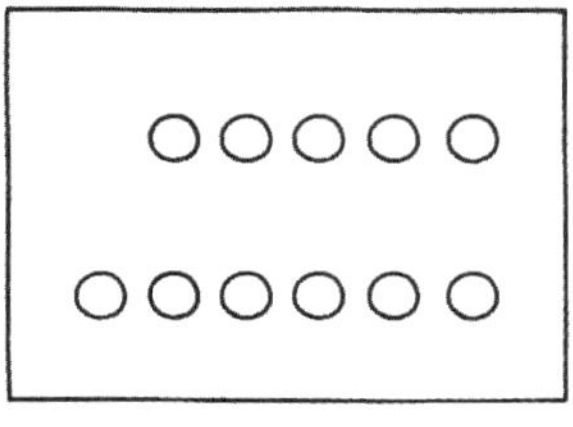

見え方チェックシート⑤
〈緑内障〉

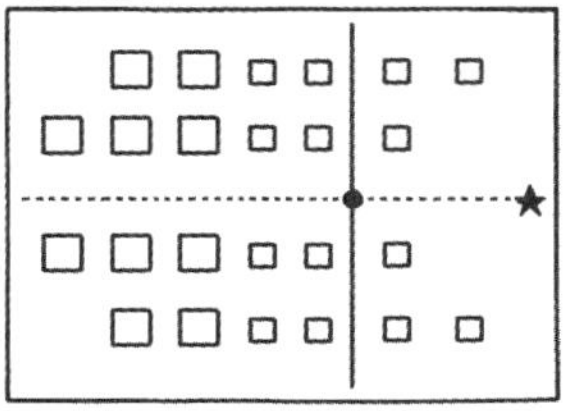

①〜⑤のチェックシートを使うと、近視や老眼による視力の低下、加齢黄斑変性症、白内障、緑内障の３つの眼病があるかどうかをセルフチェックできます。

これらは、家庭用としてどなたでも簡単に使えますが、より効果を上げるために、いくつか注意点があるので、はじめに整理しておきましょう。

見え方チェックシートを使うときは、ここに注意！

◎時間帯によって視力は変化する

見え方チェックシートを使った目の検査はいつ行なってもかまいませんが、気をつけていただきたいのは、視力は時間帯によって微妙に変わるということです。

先ほども述べたように、目の見え方は一日の中でも波があり、睡眠をとって疲れが取れた朝はいちばんよく見え、夜に向けて徐々に低下するという流れがあります。そこで、**日々の視力の変化を知るなら、同じ時間帯にはかったほうが正確にわかる**と思います。

患者さんには、視力がクリアな「朝」に、はかることをおすすめしています。朝ごはんを食べながら、歯を磨きながら、トイレに入りながらの〝ながら〟でいいのです。慣れてくれば30秒もあればできるはずです。

使い方の応用として、いろいろな時間帯にはかってみて、いつどんなとき見えやすいか、あるいは見えづらくなるか、観察してみるのもいいでしょう。朝と夜の視力の違いも、実際に試してみればよくわかります。

他にも、「今日は本や新聞の文字が見づらい」など、異変を感じたら、その都度はかってみるなど、あなたのアイデアでチェックシートを有効に活用してください。

◎すべて試してから必要なシートを選ぶ

5種類のチェックシートは、毎日使う必要はありません。

若年者や子どもは①の一般用の確認だけでもよいでしょう。

30代以降の大人の方であれば、まずは5種類をひと通り試し、その結果から、**今のあなたの目に必要なチェックシートを選んでください。**

たとえば②の老眼用の視力表で0・7が見えれば、近くの見え方は今のところ健康、と判断できます。その場合は、①の一般用の視力表を主に使い、ときどき老眼用もチェックするという使い方が適しています。

逆に、近くを見る視力が0・5以下に落ちていたら、一般用と老眼用の両方を使うようにします。老眼がはじまると近くにも遠くにもピントが合いづらくなるため、2タイプの視力表でチェックし、視力の低下を見逃さないようにしましょう。

◎歯を磨くように視力をはかる

はかるペースは、できるだけまめに。歯を磨いたりお風呂に入る感覚で、**毎日のように目をチェックしていると、視力回復のスピードも速くなります。**

脳は、同じ動作を繰り返すことで強くインプットされ、「目をよくする」という命令がしっかり刻み込まれるからです。

また、はかることを習慣化するためには、「朝食後にはかる」「歯磨きしたらはかる」というように、**「いつやるか」を具体的に決めておく**と、うっかり忘れることがなくなります。

◎姿勢を正してリラックス

視力をはかるときは、姿勢を正し、体の力を抜いてください。

人の体が充分に力を発揮できるのは、リラックスして全身に余計な力が入っていないときです。正しい姿勢をとると、筋肉に余計な緊張がかからず、リラックスすることができるのです。

先ほども述べたように、目は体の一部です。目のまわりだけでなく、全身をリラックスさせることで、正しい視力をはかることができます。

◎両目でも片目でもはかってみる

通常、視力検査は片目ずつはかりますが、見え方チェックシート①〈一般用〉と②〈老眼用〉の視力表を使うときは、**まず両目で見え方を確認し、次に片目ずつでもはかるという手順がおすすめです。**

前述の通り、目は左右で補い合って見るので両目を使ったほうが見えやすく、片目だと見えづらくなっています。その違いをまずは2通りのはかり方で観察してみましょう。

慣れてきたら、はじめから片目ずつにしたり、両目を主にしてときどき片目ずつはかるなど、あなたがやりやすい方法にアレンジしてかまいません。

以上の注意点を頭に入れたら、さっそく5パターンの「はかる！」をすべて試してみましょう。

見え方
チェックシート
❶

〈一般用〉の視力表

――遠くの見え方は？

「見え方チェックシート①」は、一般的な視力検査でもおなじみの検査表を家庭用にアレンジしたもので、遠くの見え方がわかります。「ランドルト環」というC字型のリングの向きを識別するやり方で、この表では0・1から1・5までの視力がはかれるようになっています。

視力をはかる際は、眼鏡、コンタクトレンズははずし、まず裸眼で検査します。一般の視力検査と同じ要領で、同じ横列であれば、どのC字を見てもかまいません。毎回、変化をつけてみましょう。

裸眼でいちばん大きな指標0・1が見えないときは、はかる距離を短くします。距離を半分にして0・1が見えれば実際は、「0・1÷2」で0・05となります。

【〈一般視力〉検査の進め方】

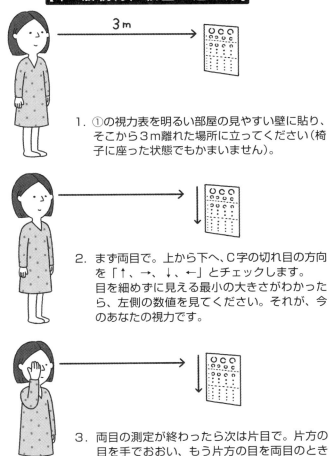

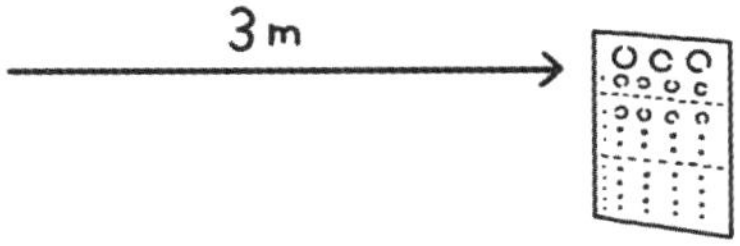

1. ①の視力表を明るい部屋の見やすい壁に貼り、そこから3m離れた場所に立ってください（椅子に座った状態でもかまいません）。

2. まず両目で。上から下へ、C字の切れ目の方向を「↑、→、↓、←」とチェックします。
目を細めずに見える最小の大きさがわかったら、左側の数値を見てください。それが、今のあなたの視力です。

3. 両目の測定が終わったら次は片目で。片方の目を手でおおい、もう片方の目を両目のときと同じように検査します。左右それぞれについて、検査しましょう。

この検査では小さいランドルト環を識別できるほど、あなたの視力はよいことになります。

たとえば、視力が0・3以下になると、お子さんの場合、教室の前方の席でも黒板の文字が見えづらくなることがあり、学習に支障をきたすレベルです。

0・7以下だと、教室の後方の席に座ったときに、黒板の文字が見えづらくなることがあります。普通自動車運転免許の取得には、片目で0・3、両目で0・7以上が必要ですが、このレベルなら、裸眼でどこに何があるかは問題なく認識できます。

1・0以上の視力があれば、仕事や学習に支障はありませんが、遠視などが隠れている場合があるのでご注意を。正確な視力をはかりたいときや、目が疲れやすいなどの症状があれば、眼科で詳しい検査を受けてください。

また、二重に見えたり、視野が欠けるなどの見え方の異変に気づいたら、目の病気の疑いがあります。さらに③〜④のチェックシートを使って確認し、気になる場合は自己診断せず、やはり病院で検査を受けましょう。

見え方
チェックシート
❷

〈老眼用〉の視力表

――近くの見え方は？

今度は見え方チェックシート②を使って、近くの見え方をチェックしましょう。ランドルト環のC字型のリングの向きを識別し、近距離を見るときの視力をはかります。この検査では、あなたの老眼の進行度がわかります。

チェックシート①でいい視力数値が出たとしても、40歳を過ぎた方や、目を酷使している方は、近くが見えづらくなっている可能性があります。

また、今は問題がなくても、たとえば一週間に一度など、定期的にチェックしたほうが安心です。目の老化は20代からはじまっているので、若い方も一度は試してみてください。

近くの見え方をはかる際も、眼鏡、コンタクトレンズははずし、まず裸眼で検査します。ただし、普段、眼鏡やコンタクトを使用している方で、裸眼だとかなり見づらいようなら眼鏡などをかけてもらってもかまいません。

その日の気分で、左右の列を自由に移動しながら検査していきましょう。同じ距離を保ったままで見える最小の大きさがわかったら、左側の数値を見てください。それが、今のあなたの近距離の視力です。

0・7が見えれば、今のところ近くを見る視力は問題なしと判断できます。0・7以下だった人は要注意。0・5でも新聞を読むのにさほど不自由はありませんが、さらに下がると次第に見えづらくなってきます。

下にいくほどランドルト環は極小になっていくので、検査表の裏面にある解答表と照合しながら自分の視力をチェックしてください。

一般に老眼鏡が必要とされるのは、0・3~0・4あたりからといわれています。老眼用の視力表は、0・1までですが、それが見えないようでしたら、0・1が見える位置まで視力表を近づけたり離したりしてください。離して見やすくなるようなら、老眼の可能性が高いでしょう。強度の近視の人は近づけないと見えないかもしれ

【〈老眼〉検査の進め方】

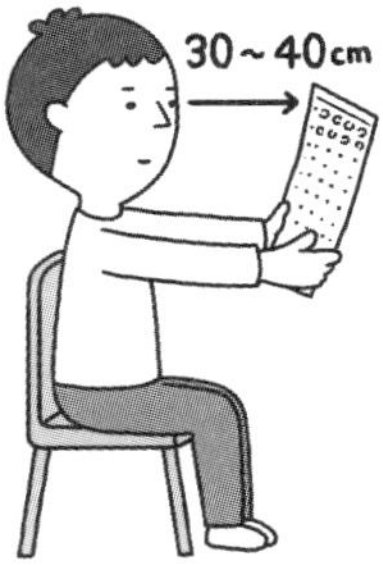

1. ②の視力表を目から30～40cm離してください。机の上に置いても、手で持ってもかまいません。**いつも一定の距離ではかりましょう。**

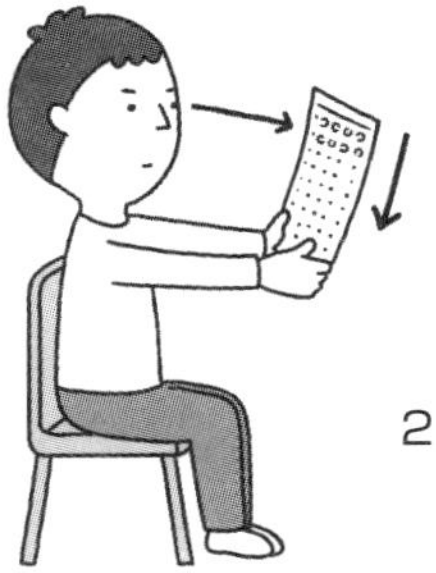

2. まず両目で。上から下へ、順にランドルト環の向きを「↑、←、↓、→」と、チェックします。

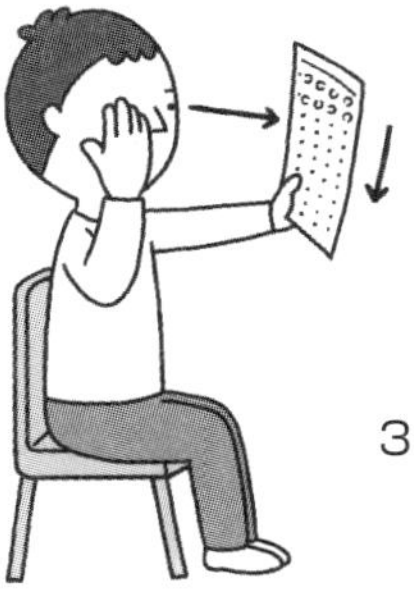

3. 次に片目で。片方の目を手でおおい、もう一方の目も、両目のときと同じように検査します。左右それぞれについて、検査しましょう。

＊部屋の明るさは、本を読むのに必要とされる400～800ルクスが適当です。60ワットの電球から約30cm離れたところの明るさが、だいたい500ルクスとなります。

ません。

また、〈老眼用〉視力表のもう一つの使い方として、いつも確認する指標を同じものにして、見える距離の違いをはかるという方法もあります。視力表に目盛りをつけたヒモやメジャーなどをつけるといいでしょう。

ここで結果が悪かった人も、あまり気落ちすることはありません。老眼はある意味、老化という自然現象でもあります。急激に視力が低下したわけでなければ、心配しすぎる必要はないのです。あせらず、ゆっくり改善していきましょう。

見え方
チェックシート
③

〈加《か》齢《れい》黄《おう》斑《はん》変《へん》性《せい》症《しょう》〉

——ゆがんで見えたら注意

見え方チェックシートの③は「アムスラーチャート」とも呼ばれ、「加齢黄斑変性症」の疑いがあるかどうかを発見できるシートです。

次ページの［検査の進め方］を見ながら、左右それぞれの目について、チェックしましょう。まず裸眼で検査してみて、見づらければ眼鏡をかけてください。

格子がゆがんで見える、一部が欠けて見える方は、要注意！　加齢黄斑変性症の疑いがありますので、眼科の受診をおすすめします。このシートで問題がなくても、普段の見え方で気になる点があれば、やはり、眼科で検査を受けましょう。

今のところ問題がなければ、最低でも月に一度など定期的にチェックし、早期発見を目指しましょう。とくに40歳を過ぎた方は、まめなチェックを。

【〈加齢黄斑変性症〉検査の進め方】

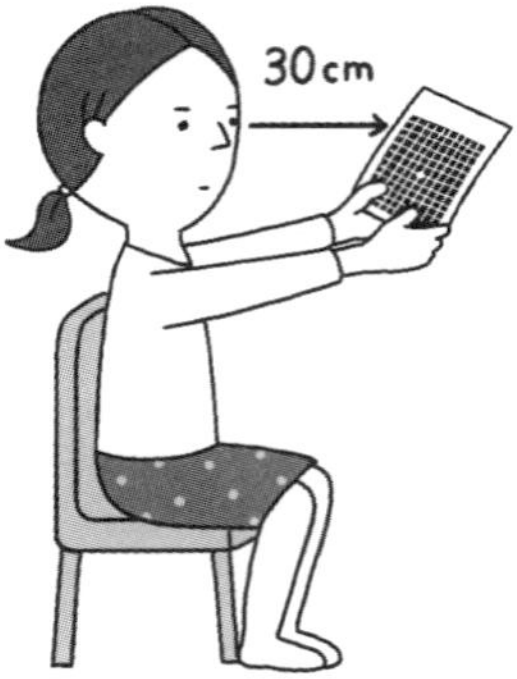

1．③のチェックシートを30cm
離して持ちます。

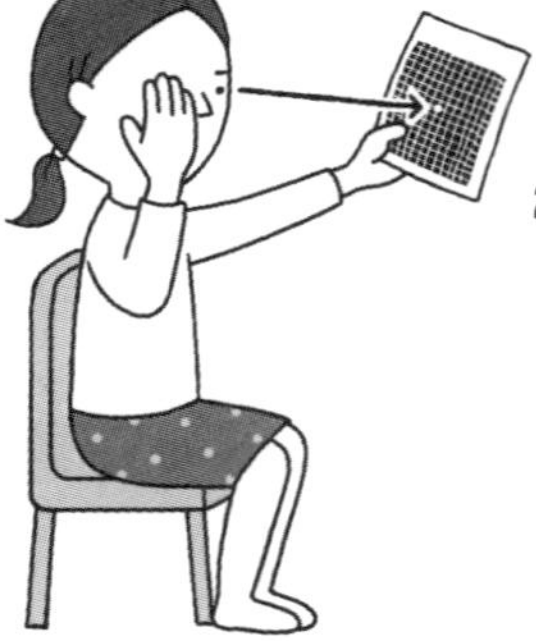

2．片目をおおい、左右交互に
チェックします。チェック
シートの中央の白い点を見
てください。
・すべての線がまっすぐ見
えますか？
・欠けて見えるところはあ
りませんか？

見え方チェックシート❹

〈白内障〉

――見える文字の数は?

次は「白内障」を発見するためのチェックシートです。

次ページの[検査の進め方]を見ながら、左右それぞれの目について、チェックしましょう。まず裸眼で検査してみて、見づらければ、眼鏡をかけてください。

④のシートで上段の文字が0~2個しか見えない、または下段の文字が0~2個しか見えない場合は要注意! 白内障の疑いがあります。レンズの役割をする水晶体が濁っていると、目がかすんで見えづらくなることがあるので、眼科を受診することをおすすめします。

この検査で問題がなくても、視界がかすむ、ぼやけて見える、二重三重に見える、光がまぶしく感じる、急に視力が低下した、眼鏡を代えても視力が矯正できない、老眼鏡をかけても新聞などの文字が見えにくい……など気になる症状があれば、やはり眼科で一度検査を受けておくことをおすすめします。初期の白内障は老眼と勘違いしやすいので、充分気をつけてください。

また白内障は、初期の状態のまま、まったく症状が進まない人から、1年ほどであっという間に見えなくなる人まで、進行の度合いはまちまちです。異常があった人は、自分の白内障の進み具合をチェックするために、眼科の受診と並行してこのシートを活用してください。

【〈白内障〉検査の進め方】

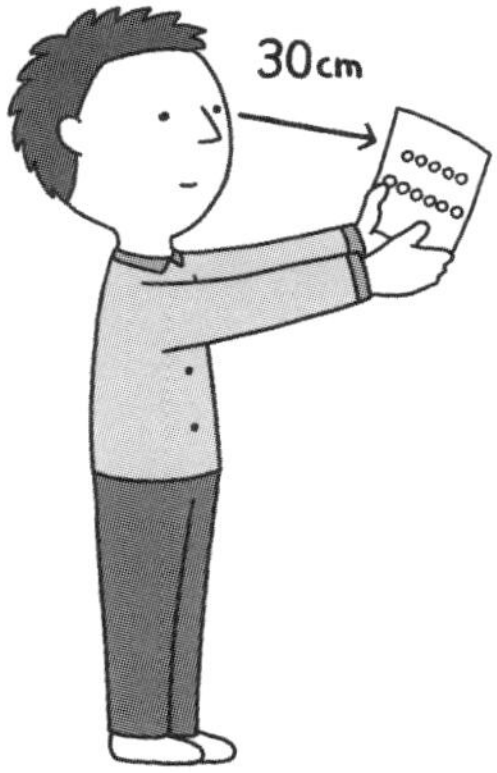

1. ④のチェックシートを30cm離して持ちます。

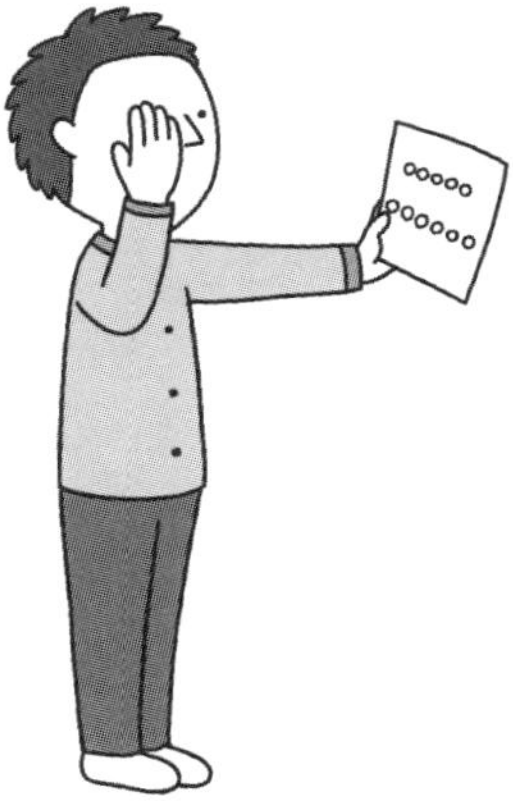

2. 片目をおおい、左右交互にチェックします。
   ・右目で見たとき、上段の文字はいくつ見えますか？
   ・左目で見たとき、下段の文字はいくつ見えますか？

見え方チェックシート⑤

〈緑内障〉

——上下の見え方の違いは？

次は「緑内障」を発見するためのチェックシートです。

次ページの［検査の進め方］を見ながら、左右それぞれの目について、チェックしましょう。まず裸眼で検査してみて、見づらければ眼鏡をかけてください。

⑤のシートで、上下の□や記号の見え方が異なる場合は、要注意！

緑内障が進行している可能性があります。視野に異常があると見えにくくなることがあるので、眼科を受診することをおすすめします。普段、両目で見ていると気づきにくく、放っておくと失明の危険もある病気なので充分注意してください。

他に、目を酷使しなくても疲れる、急に視力が下がった、目や頭に痛みがある……

【〈緑内障〉検査の進め方】

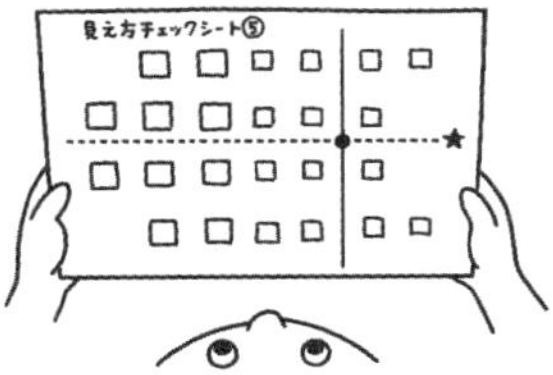

1. 最初に右目のチェックをします。⑤のチェックシートの★印が右側にくるように手に持ちます。

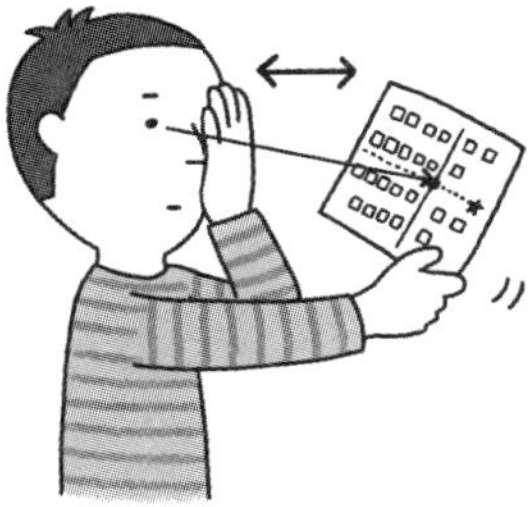

2. 左目をおおい、右目で●印を見ながらシートを前後にゆっくり動かし、★印が盲点に入り視界から消える位置でシートを止めます。
   - ・横線をはさんだ、上下の黄色い□の中にある記号の見え方は同じですか？
   - ・上下どちらかで、見えにくいところはありませんか？

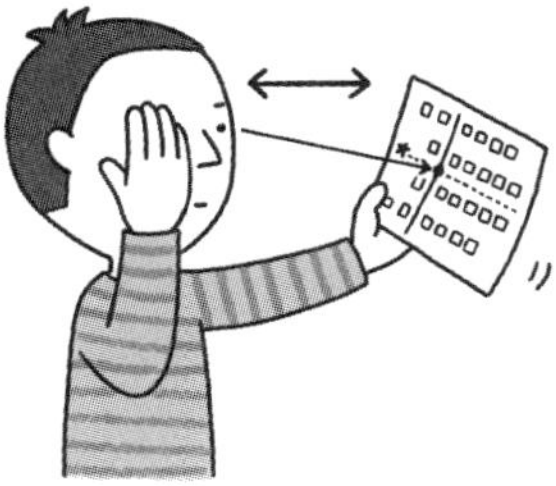

3. 次に左目をチェックします。チェックシートを逆さにして、★印が左にくるように持ちましょう。右目をおおい、右目と同じ要領で確認してください。

＊老眼が進んでいる人で、シートを顔に近づけるとピントがぼやける場合は、シートを拡大コピーしてお使い下さい。

など、気になる症状があれば、やはり眼科で一度検査を受けておくとよいでしょう。

今のところ問題がなければ、このチェックシートで月に1回、定期的にチェックし、早期発見を目指しましょう。とくに40歳を過ぎた方はまめなチェックを。

最近は、視野検査以上に早期発見が可能な検査として、OCT（光干渉断層計）検査というものもあります。これは、視野に変化があらわれる前に、網膜が薄くなっている状態を早期に発見することができるすぐれものです。

実際、視野障害を自覚する段階では緑内障はかなり進んでいる場合があるので、本書の検査で少しでもおかしいと思った人は、眼科を受診してください。

＊　＊　＊

さて、5パターンの見え方チェックの結果はいかがでしたか？

近視、老眼、3種の目の病気、すべてクリアできたら、今のあなたの目は良好といってよいでしょう。

一方、どれか一つでも気になる点があった方、**早期発見できたことは幸いです**。必要があれば病院でも検査を受け、今日からさっそく、「はかるだけ！ 視力回復」生活をスタートさせ、脳の中にある「目をよくするスイッチ」を入れましょう。

くりかえしになりますが、大切なのは、**「はかる！」を習慣にすること**です。

5パターンの見え方チェックシートのうち、日常的に使うのは〈一般用〉の視力表で、壮年期以上の方は〈老眼用〉の視力表を併せ使いにするといいと思います。③～⑤のチェックシートで異常があった人は、眼科も受診しながら、時々このシートでチェックしてください。一つ、30秒もあれば充分検査できます。今日から**1日30秒は、**

自分の目と向き合う時間をつくりましょう。

加えて、裸眼で「しっかり見よう」とする努力も大切です。毎日裸眼で見ていれば、「目」だけでなく「脳」も「しっかり見よう」と働きだします。

「はかるだけ！ 視力回復法」のメソッドは、**継続すればするほど、効果があらわれます。**

次ページからは、視力チェックを楽しみながら続ける、ちょっとしたポイントを整理しておきたいと思います。

楽しく続けられる！ ポイント❶

目につく場所に視力表を貼る

まず大切なのが、**はかるために適した環境づくりです。**

とくに気をつけたいのが、**①の一般用の視力表を貼る位置。**

自宅なら、家族が集まるリビングのテレビの脇など「**ぱっと目につく位置**」に貼るのがおすすめです。人が集まる場所に視力表があれば、家族いっしょに目のケアができ、家族の誰かが視力をはかる様子を見て刺激を受けたり、いっしょにはかる楽しみも生まれます。

「お母さんはさっきはかったけど、〇〇ちゃんは？」

「今日の視力はどうだった？」

そんな会話が家族で交わせるようになればしめたものです。**はかる頻度が多くなれば、目に対する意識が高まり、視力回復のためのトレーニングにも意欲的になれる**でしょう。

今後は、家庭だけでなく、学校や職場、地域でも「はかる」環境を整え、社会全体で視力回復をサポートしていく必要があると思います。

私は以前から「学校の黒板の横に視力表を貼りましょう！」とあちこちで提案してきましたが、教師がすすんで目の教育を行なえば、子どもたちの目に対する意識も変わることでしょう。

近視になる子どもの数を大幅に減らせれば、国民全体の視力向上にもつながると思うのです。

会社であれば、社員が休憩時間などに集まる場所に視力表を貼るなどして、気軽にはかれる環境をつくることが第一です。

特にパソコン作業の多い職場では、長時間作業の前後に①の〈一般用〉と②の〈老眼用〉の視力表を使って検査をし、疲労度をチェックするとよいと思います。

その他の、手元で使う③〜⑤のチェックシートについても、目につきやすいデスクの上などに置き、すぐ取り出せるようにしておきましょう。

それが、はかることの継続につながります。

楽しく続けられる！　ポイント❷

結果を記録する

視力をはかったら、**すぐに結果を記録**しておきましょう。

本書では、巻頭綴じ込みの最終ページに、１名×１週間分の検査結果を記録する記入シートをつけています。記録の際には、この記入シートをコピーしてからお使いください。

できれば、視力表の近くにこの記入シートも貼っておくと、忘れずに記録する習慣が身につくでしょう。

記入方法については、シートの１行目にある記入例を参考にしてください。

一般視力、老眼の２項目については両目、右目、左目の３つの検査数値をグラフに点で記録し、点と点をつないで折れ線グラフにしていきます。

横軸の数値（1・2や1・0など）は、あなた自身の平均的な視力と、その前後の数値で、3つの値を決めるといいでしょう。もちろん、両目と片目（左右）で軸の数値が変わってもかまいません。

こうして、毎日の検査データを記録していくと、**数週間単位での変化（短期変化）**に気づきやすくなります。

また、朝の検査結果は赤ペン、夜の検査結果は青ペンで記入するなどの色分けをすれば、**1日の中での変化（時間帯変化）**にも気づくことができます。

1週間分の記入が終わったら、ファイリングしておきましょう。そうすることで、数週間単位で自身の視力データを振り返ることも可能になり、**中長期におよぶ傾向的な変化（中長期変化）**にも気づきやすくなります。

いずれにしろ、**いい結果が出れば「もっとよくしたい」とやる気が高まりますし、視力の悪化に気づけば「このままではまずい！」と生活習慣を見直すきっかけになる**

はず。
まずは、1カ月を目標に記録をつけ、変化を観察してみてはいかがでしょうか。
ペースがつかめれば、そのあとも無理なく続けられます。

楽しく続けられる！ ポイント③

「なぜ下がったのか？」を考える

検査結果を記録する際に、ぜひ並行してやっていただきたいのが、**結果に関して「ひと言メモ」をつけること**です。その内容としては

・今日の見え方の印象
・結果に関する（自分なりの）原因の考察
・その他、気になる点

など、ほんのひと言でOKです。こうすることで、**目に意識が向きやすく**なります。

とくに、

「今日は目の奥にずーんという痛みがあった」

「このごろ目の乾きが気になる」

「前は難なく見えた1・0がぼやける」

「夕方になったら、急に見づらくなった」

……など、**目の不調や見え方の異変に気づいたら、「なぜだろう?」「どんな目の使い方をしてこうなったのか?」と、理由を考え、自分なりの考察結果をメモに添える**のです。


「はかるだけダイエット」を例にとると、1目盛100グラムのグラフに体重を記入し、増えたら言い訳を書いて、ストレスを感じないように工夫されています。これは目的を達成するうえで、とても気の効いたやり方だと思います。

そこで、視力が悪化したときも、「なぜ?」と自分に問いかけ、「言い訳」をひと言メモしておくことをおすすめします。

たとえば、

・残業続きで睡眠があまりとれなかった
・スマートフォン（スマホ）の機種替えをして、昨日は画面をじっと見てばかりいた
・異動でストレスがたまっていたのかもしれない

……など、短期的な視力悪化なら分析もしやすいでしょう。

言い訳が「夜更かし」となれば、「寝不足はやっぱり目に悪いのか」と気づくことができ、「それじゃあ、早く寝て目を休めよう」と、すぐに対策も立てられます。

視力悪化の原因がよくわからないときは、半年、1年と記録をさかのぼると、たいてい「あっ、そういえば……」という気づきがあるものです。患者さんで多いのは、「転職後に、パソコンの使用頻度が増えた」「同僚が辞めて仕事のしわ寄せがきた」など、環境の変化をきっかけに、だらだらと悪くなるケースです。いくら考えてもどうしても原因がわからなければ、いわゆる「老化」が疑われます。

原因が何であれ、**時間をかけて悪くなった目は、回復にも時間がかかるので、できるだけまめにはかって早く気づくことが肝心**です。

はかる↓記録する↓「なぜ？」と原因を考える↓行動を改める。この手順で再発は予防できるのです。

あなたの「利《き》き目」はどっち?

ここでもう一つ、みなさんにチェックしていただきたいのが**「利き目」**です。

あなたは自分の「利き目」が左右どちらかわかりますか?

一般の視力検査では利き目の検査まではしませんが、**ほとんどの人は「利き手」と同じように利き目があります。**私たちがモノを見るときのバランスは、左目と右目が五分五分ではなく、実は7対3か、8対2のバランスで利き目を主に使っているのです。

すると、ちょっと困ったことが起こります。

まず一つは、**利き目のほうを酷使しやすい**ということです。もしあなたがパソコン作業の後などに、「右目(または左目)ばかり疲れる」と感じるなら、利き目のほうに偏った使い方をしている可能性があります。

もう一つ困るのは、**目が悪くなったとき、利き目のほうはすぐ発見できても、もう一方の目は気づきにくいこと**です。**ふだん私たちは両目でモノを見ているので、一方の目がいいと、もう一方の視力の悪化に気づきづらい**のです。利き目が1・0程度あると、もう一方が0・5まで落ちても気づかないことも珍しくありません。

そこで、利き目チェックなのです。

自分の利き目を知っていると、使い方のバランスを考えられるので、左右差を少なくすることもできます。また、視力低下や目の病気の早期発見もしやすく、うっかり見逃すことがなくなります。

「遠くを見るときの利き目」と「近くを見るときの利き目」は異なる場合もあるので、チェックは次の2通りの方法で行なってください。

【遠くを見るときの利き目をチェック】

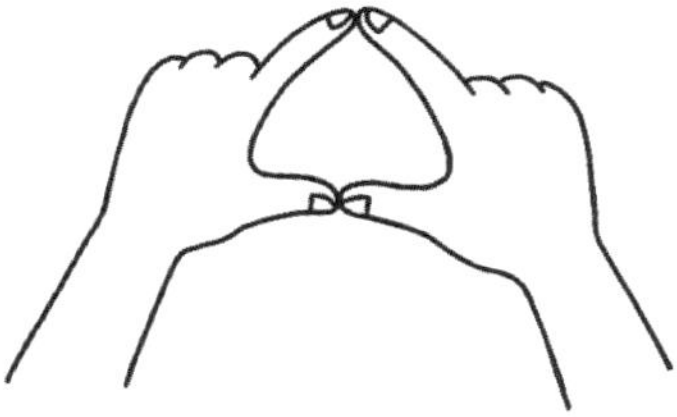

1. 手の甲を自分に向けて両手を伸ばし、左右の親指と人差し指で三角形をつくります。

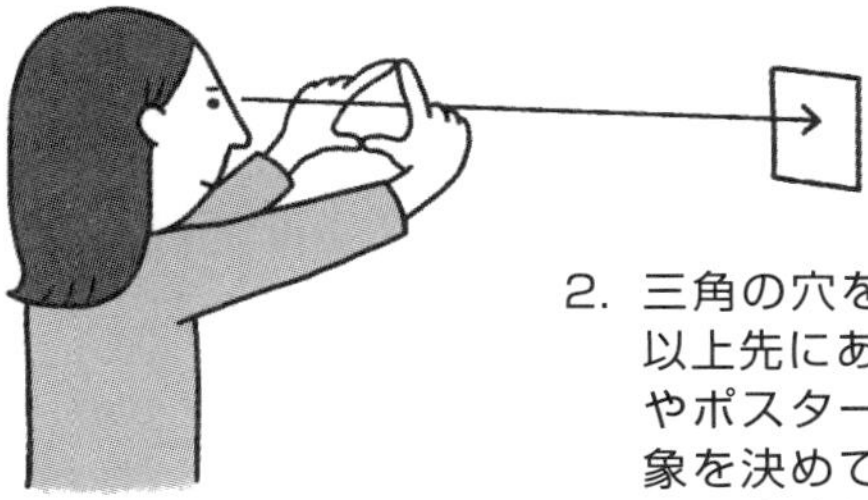

2. 三角の穴を通して、3m以上先にあるカレンダーやポスター、時計など対象を決めて、まず両目で見てください。

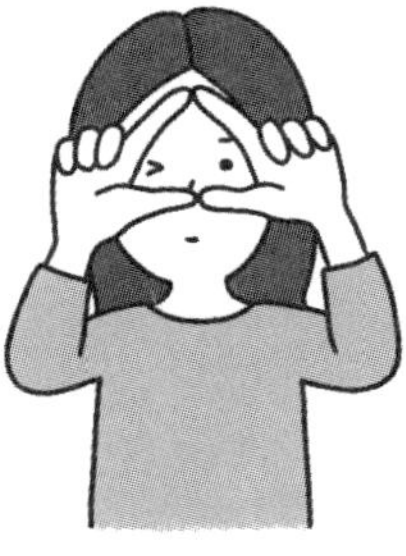

3. しばらくのぞいてから、左右の目で交互にウインクします。両目で見たときと指標の位置がずれないほうが、遠くを見るときの利き目です。

【近くを見るときの利き目をチェック】

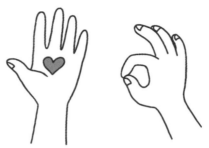

1．手のひらにシールを貼るなどして印をつけ、反対側の手の親指と人差し指を丸めて輪っかをつくります。

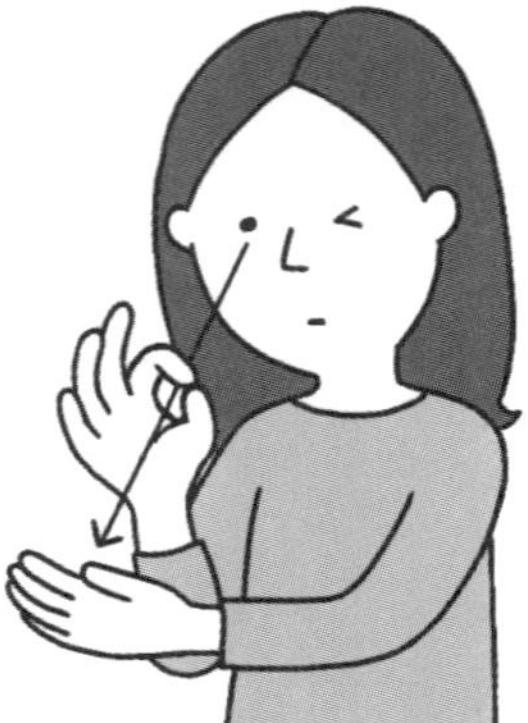

2．輪っかを通して印を見て、しばらくしたら左右の目で交互にウインクします。両目で見たときと指標の位置がずれないほうが、近くを見るときの利き目です。

いかがでしたか？

あなたも、利き目に負担をかけすぎないよう、目の使い方を工夫してみてください。

見え方チェックシートと記録シートの使い方については、充分おわかりいただけたことと思います。ぜひあなたも、今日からこれらを上手に活用してください。

「はかる」ことと「記録する」ことはセットです。この2つを併せて習慣にすることが、安全で確実な視力回復への道となります。

第3章

発見！

「一生、目がいい人」には共通点があった！

80歳を過ぎても、裸眼で新聞が読める人

ここで、なぜ私たちの目がよくなったり悪くなったりするのか、その仕組みを頭に入れておきましょう。

まず、目がいい人とはどんな人でしょうか。たとえば、

「私、目は達者でね。新聞もまだ眼鏡なしですらすら読めますよ」

と胸を張る高齢者、あなたのまわりにもいませんか？

長寿者を取り上げたテレビ番組などでも、そんな元気なお年寄りが登場し、私も驚くことがあります。

「平均寿命を過ぎても一日じゅう裸眼で過ごせるなんて、あり得るの!?」

と思われるかもしれませんが、80歳や90歳を過ぎてもほとんど眼鏡を使わず、しかも、白内障などの目の病気もない方は、まれですが実際にいらっしゃいます。

となると、知りたいのは、どうすればそのような長寿の目になれるのか、でしょう。

答えは簡単です。目の丈夫な高齢者は、**若い頃から目にいいライフスタイルが自然と身についている**のです。

つまり、気がついたらそうなっていた。これは100歳を超えるような長寿者の方が、みなさん「結果的に長生きしていた」のと同じで、普段からあたりまえのようにやっている「**目の養生習慣**」が功を奏したのだと思います。

では、その「目の養生」について、私なりに考察してみると、

- **早寝早起きをする**
- **目を使い過ぎない**

・適度に体を動かす
・姿勢よく暮らす
・バランスよく栄養をとる

など、ごくあたりまえのことが挙げられます。目は体の一部分ですから、全身を偏りなく使い、使ったら休ませることが養生の基本です。これができてこそ、何歳になっても裸眼で新聞が読めるという、夢のような結果もついてきます。

「目の酷使、悪い姿勢の持続」が視力低下の根本原因

現在80歳を超える長寿の方はみなさん戦争を体験されていますが、当時の写真や映像から、視力低下の原因を読み解くことができます。

ある時、戦前の写真集を見ていて興味深いことに気づきました。それは今から70年以上も前、明治神宮外苑で行なわれた「学徒出陣」壮行会の模様を撮影した写真だったのですが、冷たい雨の中を行進する学生たちに、「眼鏡をかけた学生」がとても多いのです。

「たしか、学生以外の出征風景の写真には、眼鏡の兵士の姿はほとんど見当たらなかったが……」

と、気になりました。大戦前半は学生は徴兵を猶予され、健康で視力もいい若者か

ら先に戦地に送られたという事情もありますが、学生兵と眼鏡が密接なことは明らかでした。

当時は、コンピュータやスマートフォン（スマホ）もない時代で、今ほど日常的に目を酷使することはなかったでしょう。

「ということは……」と、このとき私が考えたのは、**「よく勉強した学生は、やはり目が悪くなりやすい」**ということでした。

受験勉強の直後などに目が悪くなることはよくあるので、学習時間と視力悪化の関係性については、みなさん認識されているでしょう。ただし、同じように猛勉強しても目が悪くならない人もいます。学徒出陣の写真を見ても、全員が眼鏡をかけているというわけではなく、全体のおよそ2〜3割程度です。つまり、目を悪くする犯人はもちろん勉強そのものではなく、**個々の目や体の使い方にある**ということが改めてわかるのです。

勉強しているとき、目はどんな状態でしょう？

そう、教科書や参考書をじっと見ていますね。

では、じっと本を見ているとき、体はどうなっているでしょう？

背すじがピンとしている人はごくまれで、ほとんどの人は机の上におおいかぶさるように背中を丸め、本と目の距離が近づいていることが多いのではないでしょうか？


目の酷使、悪い姿勢の持続……目が悪くなる根本的な原因は、そこにあります。

近くばかり見ていると、なぜ目が悪くなるのか？

現代社会では、座ったまま、近くの一点をじっと見続ける時間が圧倒的に増えています。この体勢こそ、目にとっては過酷の極みです。

・目だけを使い過ぎる
・座ったまま眼球も体も動かさない

これらは、目のいい高齢者が実践しているはずの「目の養生」とは、まったく逆の行為です。

しかも、長時間座っていると姿勢もくずれやすく、目にいっそう負担をかけます。

そこに睡眠不足や偏った食事などの悪条件が重なれば、視力低下に追い打ちをかけ、長寿の目からはほど遠くなってしまうでしょう。

では、なぜ近くをじっと見続けると目が悪くなるのか?

その理由を、4つの観点から見ていきましょう。

理由①…目の筋肉が固まる

目が悪くなるきっかけは、ひと言でいうと**目の筋肉疲労**です。ほとんどの場合、視力悪化は単純な疲れからはじまっています。

たとえば、今、あなたはデスクの前でパソコン作業をしているとします。

作業中は、じっと液晶画面を見ていますよね。文字を入力するときは、打ち込んだ文字をじっと見るし、インターネットで情報をチェックするときは、見たい記事にピントを合わせるでしょう。

このとき目はどんな状態かというと、一点にピントを合わせるために眼球のまわりの筋肉を動かし、レンズの役をする水晶体の厚みを調節しています。

ここで使う筋肉は、**眼球のまわりの「外眼筋《がいがんきん》」と眼球の内側にある「毛様体筋《もうようたいきん》」**で、近くを見るたびに2つの筋肉をギュッとしぼって緊張させるのです。すると、対象がはっきり見えます。

ピント調節は目が自動的にやってくれるので、普段、私たちは目の仕事ぶりのことなどはあまり意識しませんが、**近くを見続けるということは、筋肉を収縮させた状態をキープさせているということ**なので、目にとってはかなりの重労働。当然、疲れます。それに気づかずさらなる労働を強いれば、無理をした目はヘトヘトになり、度重なると単なる疲れではすまなくなってきます。

もちろん、筋肉は縮んだら伸びる柔軟性を備えていますが、縮ませている時間があまりに長いと凝り固まって、元に戻りづらくなります。すると、ピント調節がうまくできなくなり、視力低下を招いてしまうのです。

理由②…目が「血流不足」を起こす

近くの一点をじっと見たまま座っていると、**「血流不足」**という重大な問題も発生します。

体を動かさないと血の巡りが悪くなることは、みなさんご存知でしょう。目は体の一部品ですから、**全身が血行不良になれば、目の血流も悪化**します。

それだけではありません。**目の筋肉をずっと緊張させていると、血管が圧迫されるので、ますます血流は滞りやすくなります。**

しかも、目は体の末梢にあり、小さな目玉の中に細かい毛細血管が入り組んでいるため、もともと血流不足になりやすいのです。

慢性的な血流不足になれば、目に栄養が行き渡らず、ピント調節機能もさらに衰え、次から次へと悪循環に見舞われてしまいます。

理由③…目に「老廃物」がたまる

目の筋肉疲労と血流不足が続くと、今度は**目に老廃物（汚れ）**がたまりやすくなります。毛様体筋が凝り固まると、眼球内を満たしている「**房水**《ぼうすい》」というリンパ液の入れ替わりがスムーズにいかなくなってしまうからです。

房水には、**目の隅々に栄養を届けたり、眼球内の圧力（眼圧）を調整する**という大切な役割があり、目のクリーナーとしても役立っています。

そこで、房水がうまく循環しないと**目のレンズ（水晶体）が濁り、白内障の原因にもなってしまう**のです。

また、筋肉疲労が度重なると房水が漏れ出てきて眼圧を押し上げ、表面の角膜を突出させるという現象が起こります。

これが、近視や乱視の原因にもなってしまうのです。

理由④…脳が勘違いする

目と脳はひと続きで密接なつながりがあり、常に連動して働きます。

本来、脳は体の司令塔として、体の働きをコントロールしていますが、実は、それがおせっかいになってしまうこともあるのです。

たとえば、あなたがデスクワーク中心の生活で近くをじっと見ることが多いと、これをすかさず脳が察知し、

「そうか、この人は近くをよく見たいんだな。ならば、近くがもっとよく見えるようにしてあげよう」

と、誤った認識から指令を出してしまうのです。

この脳の大きな勘違いで、**近くは見やすくても遠くが見えづらい近視の目**がつくられることになります。視力低下の一因は、このような**脳の誤認**にもあるのです。

基本的に、人間の脳は非常に賢くできています。近くを見るということは、目に

とっては負担のかかること。この負担は、不快情報として脳に伝わりますが、近くを見続けることが多いと、賢い脳は不快にならないように、つまり近くが見やすくなるように、近視の目をつくり出すというわけです。

また、近視、老眼に関わらず、視力が落ちて「見る」ことに消極的になると、脳の働きも低下し、距離や奥行きなど立体的にモノを見る力も衰えてしまいます。

ですから、近くだけを見続けることは、大きなリスクを伴います。

早い話が、**近視も老眼も、目の病も、発端は筋肉疲労と血流不足ですから、近くを見る時間が多いほど、視力悪化は避けられなくなる**わけです。

最近の子どもたちは、この「遠くを見る」ということが欠如しているのではないかと思われます。放課後や休日の公園でも、子どもたちがはしゃぎまわる光景をあまり見なくなりました。友だちの家に集まり、ゲームを競っているという話を聞きますが、これでは目が悪くなってしまうのは当然です。

「寝ながらスマホ」で視力がガクンと低下！

じっと座って近距離をじっと見続ける
←眼筋の疲労と全身の運動不足から、目も体も血流不足になる
←目に老廃物がたまり、調整力が低下する。脳の働きも悪化する
←視力がますます低下する

この悪循環に陥らないためには、どうすればいいでしょう？
そう、まずは「目の疲れ」をためないことが第一です。

・目は休み休み使う

・近くを見たら遠くも見て、バランスよく目を動かす

・座りっぱなしをやめ、体も適度に動かす

など、視力悪化の流れとは逆のことをすればいいわけで、難しいことは一つもありません。

目の筋肉を酷使しすぎなければ筋肉疲労は起こらないし、緊張させても早めにコリをほぐせば疲れはたまりません。また、適度に目を動かすことで血流不足も改善されます。

高齢でも目が健康な人、目をよく使っても視力が落ちない人は、こうした習慣が自然と身についているのです。

ただ、残念ながら、今、日本人の視力はどんどん悪化しています。

日常生活の中で目の疲れをため込む人、目を休めたくても休められない人が急増しているのです。

子どもの頃からコンピュータが身近にあった若い世代などは、液晶画面を見ることが当たり前すぎて、パソコンやスマホの使用が目に負担をかけるという認識さえない人も少なくありません。その挙句、さらに目に悪いことをしてしまうのです。

あなたも、よくこんなことをしていませんか？

・寝転がった状態で、読書をしたり、スマホ（携帯）を使う
・本やスマホを見るとき、顔を近づけて覗き込んでいる
・暗い部屋で読書をしたり、スマホやパソコン、テレビを見ている

……この中のどれか一つでもあてはまる人は、要注意です。

なぜなら、これらはいずれも「目を悪くする習慣」であり、直ちに改めたほうがいいからです。

寝転んで本を読んだりスマホを見ると、**左右の目と対象との距離に差が出たり、無**

意識のうちに片目だけで見てしまい、使うほうの目に負担がかかります。

本やスマホに顔を近づけすぎれば、**目の筋肉に無理をさせるし、姿勢の悪さから血行不良になる**など、いいことがありません。

また、**暗い所はピントが合いづらく、一生懸命目を凝らして見るので、普段以上に目が疲れます。**暗い部屋でテレビを見ると、画面の明るさとのギャップで周囲が見えづらくなり、**近視や乱視をすすめる原因**にもなってしまいます。

本当は就学前から実践してほしい、「はかるだけ！」視力回復メソッド

今や小学生の3人にひとりがスマホや携帯電話を所有する時代です。しかも、その所有率は高学年になるほど高くなります。

携帯やスマホを肌身離さず持ち歩き、乗り物の中でも、暇さえあれば液晶画面をのぞき込む。

学校から帰って来ると、すぐソファにごろんと寝転んでメールやSNSをチェックしたり、そのままオンラインゲームに夢中になる……。

そんな生活を子どもの頃から続けていたら、目が悲鳴を上げて当然です。二重、三重に痛めつけ、とても早い時期に視力低下を招いてしまう危険もあります。

実際、日本では近視の若年化が著しく、文部科学省の調査でも、裸眼視力1・0未満の子どもが増加傾向にあることがわかっています。高校生の6割以上が1・0未満という深刻な事態ですし、視力0・3に満たない幼稚園児も増えているのです。

となると、対策のスタートは、小学生でもすでに遅いということになってしまいます。

では、いったいいつからはじめればいいかというと、生理学的に見れば、

「視力への対策は、本当は就学前からはじめたほうがいい」

といっても過言ではありません。

人の目の成長過程を見ると、生まれたての赤ちゃんの視力は0・01～0・02程度で、うすぼんやり見える程度です。そこから脳の発達と共に視力もみるみる上がり、生後6カ月では0・1ほどになります。赤ちゃんはハイハイをしながらいろいろな感覚を身につけ、奥行や距離感など立体的にモノを見るようになるのです。

一般的には、子どもの視力の完成は、6～10歳とされてきましたが、最近では、3

歳児健診で、１・０の視力が出るような成長の早い子どもが増えてきました。

つまり、成長の早い子どもだと**3歳で大人とほぼ同レベルの視力**になっているわけで、このような子どもは、小さなうちに近くを見ることを覚えてしまうので、早くから近視になりやすい傾向にあります。

幼少の頃から目に悪い習慣が身についてしまえば、幼稚園に入る頃には眼鏡の心配をすることになるかもしれません。逆に、目にいいことを心がけてやっていけば、健康な目のまま、１・０以上をキープできるでしょう。

だから、**目のケアはできるだけ早い時期に、できれば親子いっしょにはじめることが理想**なのです。

取り扱いに厳重注意！
目は一生モノの〝高機能カメラ〟

私たちは、生まれたときからすぐれたオートフォーカスカメラを持っています。そのカメラこそ「目」です。

新生児の目はフォーカスがぼやけていますが、成長と共にその性能が上がり、遠くにも近くにも焦点が合ってきます。

「健康な目」とは、まさにこれ。裸眼でどこを見ても何の違和感もなく、何も気にせず生活できる目のことです。そして、ほとんどの人は幼少期の頃は、健康な目を持っていたはずなのです。

私たちの目がどれほど優秀なのか、簡単に仕組みを見ておきましょう。

まず部品ですが、カメラのレンズにあたるのが**「水晶体」**。

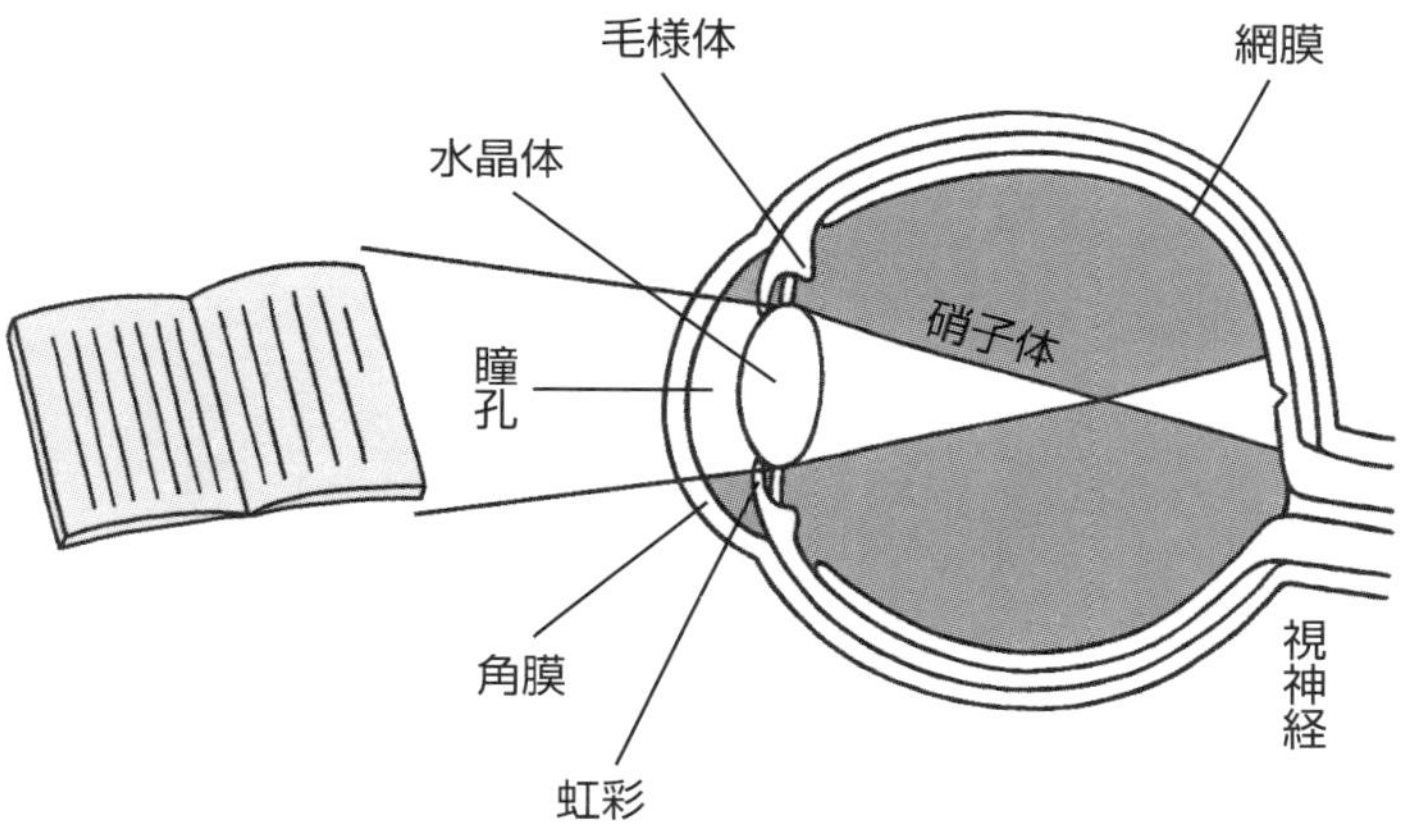

フィルムにあたるのが**「網膜」**。
絞りに当たるのが**「虹彩《こうさい》」**。
オートフォーカスにあたるのが、**「毛様体筋」**です。
人の眼球は、大人で25ミリ程度ですが、このたった10円玉程度の大きさの中に、すぐれた部品がぎゅっと詰まっています。

たとえば今、あなたはこの本を見ていますよね。
なぜ見えるかというと、**外の光が目の表面の「角膜《かくまく》」とその奥の「水晶体」を通って屈折し、眼球の奥の「網膜」で像を結ぶ**からです。より正確にいうならば、視神経がその像を読み取り、**脳との連携によって**

"見えている"のです。

自動的にピントが合うのは、角膜と水晶体の間にある「虹彩」と水晶体を支える「毛様体筋」のおかげです。

虹彩が「**瞳孔**《どうこう》」（黒目の部分）の大きさを変えて光の量を調整し、毛様体筋が水晶体の厚さを調節することで、一瞬で像が映し出されるのです。この水晶体の厚さは、近くを見るときには、毛様体筋が収縮するので厚くなり、反対に、遠くを見るときは、毛様体筋の緊張がゆるむので薄くなっています。

あなたの目は、こうして四六時中、各部品を働かせているのです。

カメラは使うときだけ取り出しますが、目はフルタイムです。見たいものにピントを合わせるたびに、目の筋肉でレンズの厚みを変え、見え方を調節しています。

ただ生活するだけでもかなりの労働をこなしているのに、正しく使えば、80年でも100年でも長持ちするわけですから、正真正銘の高機能カメラ、一生モノの宝物です。

「目が悪いのは遺伝のせい」ではない！

しかし残念なのは、**多くの人が使い方を誤り、気づかないうちに目の寿命を短くしている**ことです。目を使い過ぎて、代えの効かない部品を傷めつけているのです。

近視の人は、近くはよく見えても、遠くを見るとぼやけます。

これは、いわゆる**光の屈折異常で、網膜の手前でピントが合ってしまう**ために起こる現象です。構造的に見ると、近視の目のほとんどは、角膜が標準より突き出てカーブが変形し、正常な目（正視）より眼球の奥行（眼軸《がんじく》）が長くなっています。だから像を結ぶ位置がズレて、網膜（フィルム）の位置にぴたっと合わないのです。

「**遠視**」は逆に、眼球の奥行きが短いために、**網膜の後ろでピントが合ってしまう**状態です。こちらは、遠くより近くが見えにくい目です。

また、**角膜が縦や横にゆがんで焦点が合わなくなる**のが「**乱視**」です。

では**老眼**は、というと、こちらは**ピント調節機能が全般に衰えた目**です。はじめは近くがぼやけて気づく方がほとんどですが、距離感に応じてレンズの厚さをうまく変えられなくなるため、本当は近くも遠くも見えづらくなっています。

そこで、もともと近視の人が老眼になれば、遠くがさらに見えづらくなり、次第に遠くも近くもぼやけて、不便さを実感することになります。

ただし、打開策はあります。

誤った目の使い方を改め、正しいケアを心がければ、視力低下は止められます。角膜の形の変化（ゆがみ、角膜乱視）も、早い段階なら元に戻しやすいのです。

よく「目が悪いのは遺伝のせい」とあきらめている人がいますが、**原因の多くは生活習慣**にあります。親子で似ているのは、ＤＮＡより、誤った目の使い方のほうです。

そこに気づけば、これまで信じてきた目の常識もがらっと変えられるでしょう。

国民に発せられた〝視力注意報〟

「近視は目の病気だから、治すべし！」

と国民に命令したのは、かの有名なナチス・ドイツのアドルフ・ヒトラーです。とりわけ、学生や青年兵士の視力向上に力を注いだそうです。

目の話題でヒトラーの名が出ると意外に思われるかもしれませんが、時代背景を考えればうなずけるでしょう。第二次世界大戦当時は眼鏡はあってもコンタクトレンズはなかったので、兵士の目が悪いことは、即、戦力の低下につながったのです。

たとえば、土砂降りの悪天候の中、鉄砲を撃つような場面で、万が一眼鏡を落としてしまったら？　一瞬で的がぼやけ、弾を当てられなくなってしまいます。そこで医者たちもトップの至上命令に応えるべく必死で、近視の予防として「目の正しい使い方」を指導し、その結果、国民の目がよくなったのだとか。

つまり、当時は戦略的に視力強化を行なっていたわけで、目に対する意識がかなり高かったことがうかがえます。「近視の主因は遺伝より環境」という認識もあったのではないでしょうか。

「国民の視力をよくしたい」という思いは、他国も同じだったはずです。日本も例外ではありません。視力が低いと、徴兵検査で「甲種（最も良好）」からもれて「乙種（甲の次によい）」以下と判定されるため、医者も視力のいい青年を少しでも増やしたいと思っていたはずです。その証拠に、戦前の眼科学会誌には、今と比較にならないほど近視に関する論文が多いのです。

翻って、現代の日本はどうでしょう。医者も患者も便利な眼鏡やコンタクトレンズに頼りすぎてしまい、「近視大国」といわれるまでになっています。国民のおよそ3分の1にあたる約4000万人もが、矯正の必要な近視といわれているのです。しかも、生活の変化と共に日本人の目は酷使されるばかりで、対策が追いついていません。

このままだと近視の低年齢化はますます進み、老眼や目の病気の発症年齢も年々早まっていくに違いありません。

この流れを変えるには、**一人ひとりが目の養生に目覚めること**と、もう一つ、**社会全体での取り組み**も必要です。

近くを見たら遠くも見て……！

あなたの職場や学校、また地域では、視力向上のための取り組みを何かしていますか？

残念ながら、対策はこれから、というところがほとんどのようですが、先駆けて視力トレーニングを取り入れている学校もあります。

ある小学校では、朝礼のたびに必ずやっていることがあるそうです。校長先生が、

「後ろを向いて山を見ましょう！　回れ右！」

と号令をかけると、生徒全員がくるっと後ろを向き、しばらく遠くの山の景色を眺めるのだそうです。

こうした取り組みには、拍手を送りたくなります。

視力は一朝一夕で向上するものではありません。「目にいいこと」を習慣としてコツコツ続けることで、やがて結果が出てきます。実際、この小学校では、近視になる児童の割合が明らかに減っているそうです。

・あえて遠くを見る
・意識して目を動かす

これこそ、目のコリをほぐして視力を上げる、理にかなったシンプルな方法です。

遠くの景色を意識して見る。実は、ここがとても大切なところです。

ただぼんやり遠くを見るのと、ちゃんと山に意識を向けて見るのとでは、脳の反応が違います。**見る対象にピントを合わせれば、山の形や色など多くの情報が視神経から脳に入ってきて脳細胞が活性化**し、

「そうか、山の形や色がよく見たいなら、もっと遠くが見えるようにしよう」とはからってくれるのです。

視野を広くして脳をたくさん刺激するほど目の働きもよくなり、眼球をよく動かせば筋肉のストレッチ効果で血流もよくなるなど、いいことばかりです。

遠くを見て目を動かすというトレーニングは、私も通勤時間などを利用して行なっていますが、少しやるだけでも目の重たさが取れてラクになります。

- **疲れたら、目をきょろきょろさせる**
- **疲れなくても、目をきょろきょろさせる**

詳しい解説は後述するとして、たったこれだけでも、目の血流はよくなります。

こうしたトレーニングと共に「はかる」ことも習慣にできれば文句なしです。

今、学校の視力検査はほとんど年に1回、春の新学期に行なわれていますが、1年に1回しかはからないと、次の検査までの間が空きすぎて早期発見は難しくなります。**早く気づくには、とにかく日数をあけずにはかること。**これこそが、いちばん手堅いやり方です。こまめにはかっていれば、**視力低下の前兆をキャッチし、より早く、ラクに、視力を取り戻せる**のです。

あなたも「はかる習慣」を身につけて、悪化してから慌てだす「事後対応」ではなく、悪化を未然に防ぐ「事前対応」に切り替えませんか？

第4章

改善！

暮らしの中で「目がよくなるスイッチ」を入れよう！

はじめましょう！ 目にスゴくいい生活習慣

「はかる」習慣が身につくと、普段から意識して「目にいいこと」をするようになり、自力でよくなるスイッチが入りやすくなります。

そこで、日常生活の中で簡単にできる「**目にいい習慣**」をピックアップしておきましょう。

特別なことをしなくても、**通勤・通学の移動中に、デスクワーク中に、食後の休憩時間に、ちょっと工夫するだけで目の負担を軽くしたり、目の筋肉のコリを取ってリラックスすることができます。**

ささいなことでも、コツコツ続けていれば、あなたの目の健康貯金が積み上がり、5年先、10年先、いいえ、もっと先までいい状態をキープできるようになるのです。

眼鏡やコンタクトレンズをしない時間を増やしてみよう

第1章でもふれましたが、まず眼鏡やコンタクトレンズを使っている方におすすめしたいのが、**意識的に「裸眼」でいる時間を増やすこと**です。

ただ眼鏡やコンタクトレンズをはずすだけですが、裸眼になることが効果的な視力トレーニングになります。ただし、決して無理はしないでください。

まずは、眼鏡やコンタクトレンズなしでも過ごせる時間帯を選んで裸眼になり、30分でも1時間でもいいので、〝すっぴんの目〟に慣れるようにしましょう。

私は患者さんにも「裸眼のススメ」をしていますが、中には0・5以下から短期間で0・7まで戻し、「自動車免許が裸眼でパスできました」とうれしそうに話してくださった方もいます。

また、強い近視で眼鏡やコンタクトレンズなしでは歩けなかった方も、裸眼の時間を増やすことで、以前より弱い度数の眼鏡に変えられたり、裸眼でいることが不安ではなくなったという方もいます。眼鏡を使いはじめて間もない方などは回復が早く、眼鏡を手放すことも不可能ではありません。

眼鏡やコンタクトレンズは、目の〝松葉づえ〟といった役割ですから、頼りきってしまうと、自力でよくなる力を弱めてしまいます。

また、常時かけっぱなし、つけっぱなしでいると、脳も「これが本当の視力だ」と錯覚するため、見ることを怠けてしまいます。これでは、眼鏡の度は進む一方です。

老眼鏡も同様で、本当に必要なときだけ使い、それ以外の時間はできるだけ裸眼で過ごし、本書でご紹介する目のホームケアを心がけていると、回復しやすくなります。

近視の人も、老眼の人も、**「裸眼の目を取り戻すことがゴール」**といった強い気持ちでいると、いい結果が期待できるでしょう。

「ながらトレーニング」で、らくらく視力回復！

次に、私も普段から実践している視力回復のための「ながらトレーニング」を2つ、ご紹介しましょう。

これは、**「通勤」や「通学」をしながら、その移動時間を使って行なえる簡単なトレーニング**です。したがって、トレーニング場所としては、ホームや乗り物の中ということになります。

ただ目をきょろきょろと動かすだけのシンプルなものですが、こわばっていた眼筋がほぐれ、すぐに効果が実感できると思います。

やり方は次のような感じです。

1　駅のホームから看板や時計の「見え方」をチェック

まず駅のホームで、広告看板や案内表示、時計などに視線を向け、「見え方」をチェックします。

視力は移ろうものなので、日によって見え方は少しずつ変わります。長時間のパソコン作業などで目を酷使した翌日は「あれっ、今日はいつもならよく見えるあの表示盤が見えづらい。ちょっと疲れ気味だな……」と感じたり、熟睡できた翌日は「いつもより視界が鮮明だ」と感じることもあります。

いずれにしろ、**決まった時間に決まったモノを見る**、といった定点観測が、**その日の目のコンディションを把握しやすくすると同時に、目に対する意識を高める**ことにつながります。

2 視線を動かして眼筋トレーニング

ホームで簡単な視力チェックをしたら、次は**眼筋のトレーニング**です。

といっても、あちらとこちらの看板を見たり、遠くと近くを交互に見たり、目をきょろきょろさせながら、視線を移動させるだけです。もちろん「目をきょろきょろ」といっても、決して怪しまれない程度に行ないましょう。

この眼筋トレーニングをやると、**疲れているときも1～2分程度目を動かすだけで視力が回復**していきます。

これらの2つは、視力チェックとトレーニングが効率的にできる方法なので、ぜひトライしてみてください。

街中で眼筋トレーニングの効果を上げるコツは、次の3点です。

・**顔を動かさずに、目（眼球）だけを動かすこと**
・**遠く、近く、右、左、とできるだけあちこちを見て、視野を広げること**
・**意識して見ること**

基本的にトレーニングは裸眼でやることで効果が大きくなります。しかし、裸眼では何も見えない強度近視の方は、眼鏡やコンタクトをつけていてもかまいません。その場合でも、できれば普段より弱い度数のものを使用したほうがより効果があります。電車の待ち時間に行なう場合、広告看板、案内表示、時計など、いろいろなところの一つひとつに、ぱっぱっぱっとピントを合わせ、視線を動かせばOKです。

このときのポイントは、**できるだけ看板の文字や色もチェックすることです。意識して見ることで脳も活性化し、目と脳の両面からよくなる力が強化される**からです。

車窓の風景を見るときも、「あっちの白いビル、こっちの看板、向こうの桜の木……」のように、通り過ぎる景色を素早く目で追うことが、トレーニングになります。

これまではスマートフォン（スマホ）ばかり覗き込んでいた視線を、できるだけ遠くへやるように工夫してみてください。

歩行中は広範囲に視線を動かすのは危険なので、状況に応じて、できる範囲で「遠くの景色↓近くの景色」のように目を動かしましょう。

通勤時間を活用できる「ながらトレーニング」のメリットは、**毎朝、大体決まった時間に実施できることで、前日との比較などもしやすく、自身の変化に気づきやすいこと**です。通勤時間が決まっているサラリーマンの方は習慣化しやすいトレーニングなので、やらなければ損、といってもいいほど。しばらく続けていると、体が覚えて反射的に目が動くようになるでしょう。

老眼鏡をかけて遠くを見る

ただ遠くを見るだけでもいいのですが、**老眼鏡をかけるとさらに効果が大きくなります。**

「この間の会社の健康診断で、急に視力が悪くなっていた」ということなら、少し度の強いレンズを装着する「**雲霧法**《うんむほう》」（ピントが合わないような＋2・5度くらいの強いレンズを5分程度装着することにより、わざと「ボーッと見える状態」をつくりだし、目の筋肉の緊張をほぐすこと）くらいでよくなったりすることがあります。

老眼鏡なんて持っていない……という方も多いでしょう。しかし、老眼になっていなくても、一つ持っておくと便利なのが老眼鏡です。最近では、１００円ショップなどでも手軽に入手できるようになりましたので、ぜひ手元に置いておくことをおすすめします。

老眼鏡の上手な使い方は、もう一つあります。

40歳前後になってくると、夕方、1時間程の仕事の追い込みでも目がかすんだりして見にくくなってくることがあります。

そんなときは早く休むのがベストですが、そうもいかないということであれば、+1・0度くらいの老眼鏡で手元を見やすくするといいでしょう。かすみ目の症状が出てきた時点で無理をせず、このような対応をとれば、目にも疲れを残さなくなります。

以上、3つの「目にいい生活習慣」を紹介しましたが、いかがでしょうか。

これなら、すぐにでも実践できそうなことばかりですよね。いずれも、時間も手間も、費用もかからない方法ばかり。**はかる習慣と共に実践し、自力で治す力を強化しましょう。**

何にでもいえることですが、短時間で悪化したものは、早く元に戻したり、回復させやすいということがあります。会社を辞めたらよくなった、就職してから悪くなった……というように、環境の変化によって視力が影響を受けるのは日常茶飯事です。

【目にいい３つの生活習慣】

①裸眼の時間を増やす

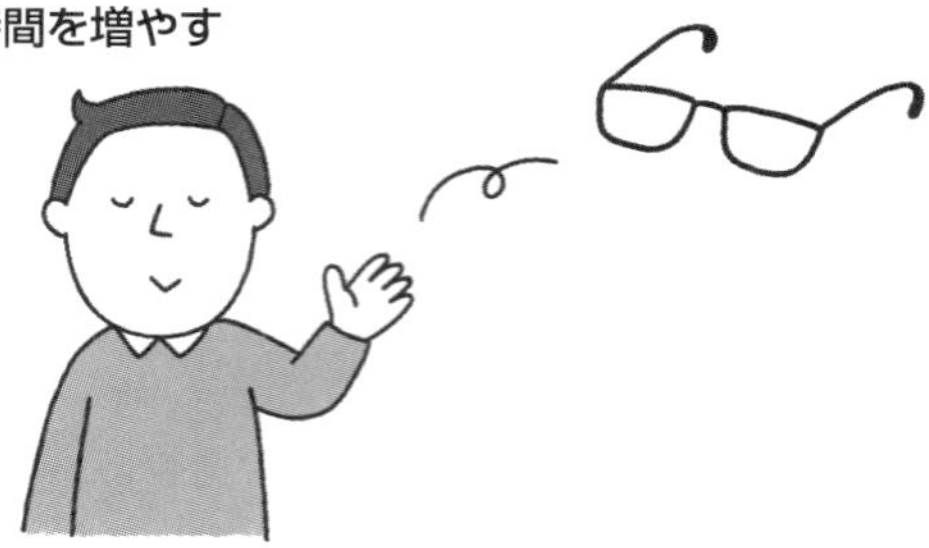

②ながらトレーニングをする

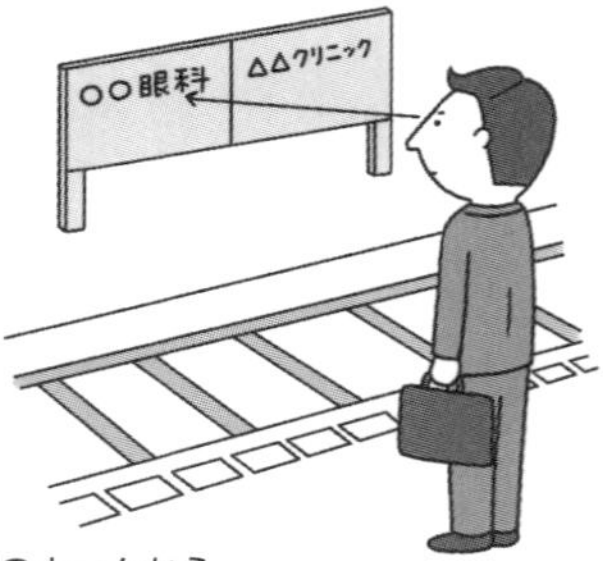

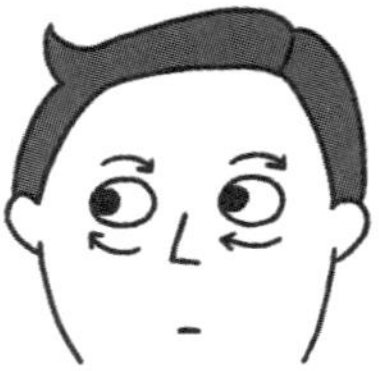

☑駅のホームから
看板や時計の見え方をチェック

☑視線を動かして
眼筋トレーニング

③老眼鏡をかけて遠くを見る

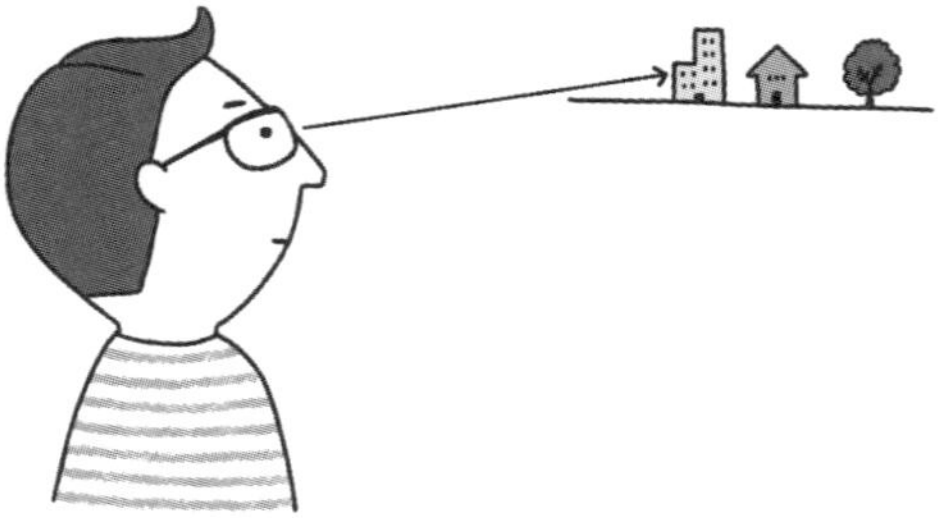

疲れ知らずの目になるために

近距離を見続けることが目の負担になるとわかっていても、長時間のパソコン作業やスマホの使用を避けられない人は多いでしょう。

その場合は、まず目のまわりの環境を見直し、気になる点があれば調整するようにしましょう。

視力低下につながる要因を一つでも多く改善していけば、目の負担はかなり軽減できます。

とくに、次の5つのポイントは必ずチェックしてください。

チェック①…背中が丸まっていませんか？

背中が丸まっていると、筋肉が萎縮し、血流不足から肩こりや目の疲れなどを誘発します。正しい姿勢は、すべての基本。ここでしっかり身につけておきましょう。

まず、背筋をすっと伸ばし、猫背にならないように気をつけること。**理想は、背骨の垂直ライン上に耳が乗っている状態**です。

もともと姿勢が悪い人は、一度や二度でいい姿勢は身につきません。繰り返しやって体に覚え込ませるようにしましょう。最初は、鏡を見ながら正しい形をつくったり、身近にいる人に横からチェックしてもらうといいでしょう。

パソコンのモニターは、視線よりやや低めの位置に設定すると、姿勢もくずれにくくなります。いい姿勢をキープできると、それだけで目がラクになります。

チェック②…本と目の距離は30センチ以上？

次にチェックしたいのは、目と対象物との距離です。

あなたは、夢中でパソコンのモニターを眺めているときや、キーボード入力をしているとき、あるいはゲームに熱中しているとき、ついつい前傾姿勢で対象物との距離を縮めていないでしょうか？

近視になる子どもの多くは、たいてい見る対象との距離を誤っています。**顔をくっつけるようにして本や画面を見ると、必要以上に目の筋肉を緊張させることになり、負担をかけてしまうのです。**

- **本と目の距離は、少なくとも30センチ。**
- **パソコンのモニターと目の距離は、50センチ。**

この距離感を維持するように心がけてください。

チェック③…暗い部屋でパソコンを使っていないか？

明るさも重要なポイントです。

いうまでもありませんが、読書をするときも、パソコンやスマホを使うときも、「明るいところで見る」ようにしてください。**暗い所はピントが合いづらく、じっと目を凝らすため、必要以上に目の筋肉を酷使してしまいます。**

とくに気をつけたいのが夕方の時間帯。作業に熱中しているときなど、気がつくと周囲が暗くなっていることがあります。手元は明るく照らしていたとしても、周囲は暗闇で、デスクスタンドやパソコンの画面だけが光っているような状態はＮＧ。周辺の明るさとの差が大きすぎると、視野が狭くなり、それだけで目に負担をかけてしまうからです。

同じように、暗い部屋でテレビやＤＶＤなどを見るのもよくありません。

そこで、必ず守りたいポイントは2つ。

・デスクまわりは常に明るくする
・夕方になったら早めに部屋の照明をつけ、照度の差をつけない

明るさのバランスを維持しながら、自分の目を守りましょう。

チェック④…左右均等に目を使っているか？

「左目0・1、右目0・5」のように、**左右の視力の差が大きい人は、どちらか一方に偏った使い方をしている可能性があります。**

患者さんを診ていてわかったことですが、左右の視力差が目立つ人は、**寝転んで本を読んだりスマホを見るクセのある方が多い**ようです。自分ではそんなつもりはなくても、寝転んだまま目を使うと、無意識のうちに顔を近づけ、**利き目だけで見てしまったりしています**。すると、利き目の視力だけが悪化しやすくなります。

対策はもちろん、寝転んで読む、見る、をただちにやめることです。

左右の目を均等に使うには、**頭の位置にも気をつけてください**。首をかしげた恰好は、本やコンピュータとの画面との距離に左右差が出てしまいます。頭は常にまっすぐ、を心がけましょう。

そしてもう一つ、「**左右均等に目を使おう**」とすることも大事です。均等といっても感覚的なものでわかりづらいかもしれませんが、意識するだけでも違います。「右目（あるいは左目）ばかり使わない」というように、頭で考えながらバランス調整しましょう。

チェック⑤…パソコン連続作業は1時間以内か？

パソコンは目を酷使するいちばんのツールといっても言い過ぎではありません。

四六時中使っていると、40代以降に強度近視が進むこともあります。

逆に、会社を辞めてパソコンを使わなくなった途端に目がよくなるケースもあるほどで、その影響力は絶大です。

そこで真っ先にお伝えしたいのは、**コンピュータの連続作業は「最長で1時間まで」が限度**だということです。

それ以上使い続けると、どうしても目が疲れやすくなり、視力が低下したり、目の病気にかかりやすくなってしまいます。

パソコンを使い過ぎた目は、次々と悪循環に見舞われていきます。

目が筋肉疲労でコチコチになる→目が血流不足になる→目に汚れがたまり、白内障などの疾患のリスクが高まる→脳が「近くしか見なくていい」と勘違いして近視化が

進む……

他にも、パソコンを見続けると、

・瞬きの回数が減り、目が乾燥しやすくなる
・視野が狭くなる
・姿勢もくずれやすくなる

……など、まったくいいことがありません。作業中は、「あと30分くらいいいか」と考えがちですが、この連続作業こそ目には最大のストレスだと心得ましょう。

ただし、パソコンを悪者扱いすることはありません。付き合い方のコツさえつかんでいればいいのです。それは次の3つです。

・1時間ごとに10〜15分の休憩をとる
・1時間の作業中に、1〜2回は小休止を入れる
・作業の合間に、意識して遠くを見る

この3つの鉄則を守りながら、休み休み目を使えば、必要以上にパソコンを怖がったり、悪者にする必要はありません。

ちょっとした工夫で、目のストレスは軽減できます。デスクの位置から見える時計や絵などの対象を決め、そこに時々ぱっと視線を動かすだけでも効果はあります。**その日の疲れはその日のうちに取っておけば、視力低下は予防できる**のです。

＊　＊　＊

以上が、近くを見るときの目の環境づくりの要点です。

手軽にトライできることばかりなので、ぜひ今日からはじめましょう。

はじめのうちはチェックもれがないように、次ページのように一つずつ点検してから作業に入るとよいでしょう。

【視力低下を防ぐ、5つのポイント】

①背中が丸まっていないか？

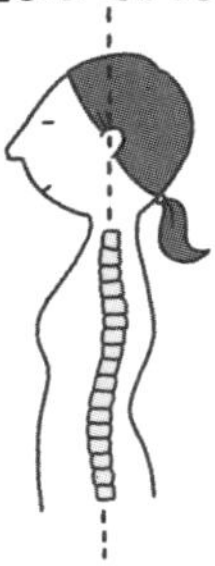

☑前傾姿勢にならずに背筋はすっと伸びているか？

②本と目の距離は適正か？

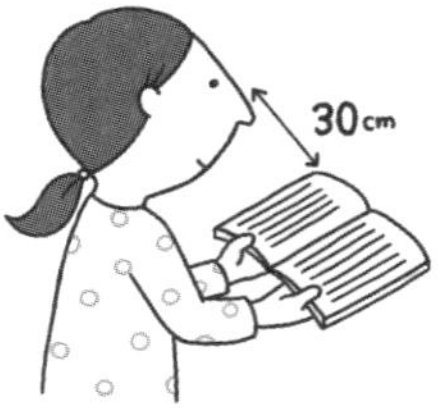

☑本との距離は30cm、モニターとの距離は50cmをキープできているか？

③暗い部屋でパソコンを使っていないか？

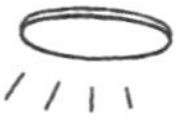

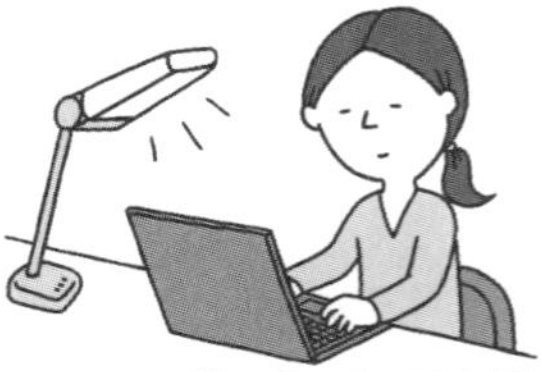

☑デスクまわりは常に明るく。照度差はないか？

④左右均等に目を使っているか？

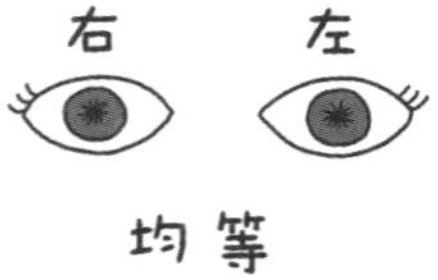

☑寝転んで本やスマホを見ていないか？　頭の位置は真っ直ぐか？

⑤パソコンの連続作業は1時間以内か？

☑1時間以上の作業では、途中で休憩をはさんでいるか？

たったこれだけの習慣で、目が変わる

視力のチェックとトレーニングをコツコツ続けていると、**目の不調が早く回復できたり、いい視力を安定させられるようになります。**

ただし、「わかっていてもなかなかできない」というのが、みなさんの本音かもしれません。ほとんどの人は、本格的に悪化しないと具体的な行動に移そうと思えず、わずか1分のすきま時間で、ながらトレーニングができるとわかっていても、ついつい手元のスマホに目をやっているのではないでしょうか。

今思えば、私も学生時代は、あまりお手本になるような生活はしていませんでした。ハードワークで目を酷使したまま何のケアもせず、視力0・1までどんと落ちたことがあるのです。人生で最も視力が悪化したのがこの時、20代の後半でした。

当時は、信号の矢印やホームの向こうの看板もぼやけるほどで、「これはまずい」とかなり慌てました。
すぐに眼筋のトレーニングから全身運動まで、目にいいと思われる、ありとあらゆることを試み、なんとか次の普通自動車運転免許の更新までに、０・７まで回復させ、裸眼で運転ＯＫとなったのです。

中学時代にも、寝ながらの読書がたたって０・３まで落ちたことがありますが、眼鏡をかけたくない一心で自己流の視力トレーニングに励み、眼鏡がいらないところまで戻しました。「眼をきょろきょろさせる」というトレーニングのベースは、実はこの頃に身につけたものです。

今では仕事の合間にも、意識的に目を動かすようにし、のちほどご紹介する「アイネック体操」なども実践しています。すると、目だけでなく首や肩のコリもほぐれて全身の血流がよくなっているのがわかります。その甲斐あって、最近では裸眼で両目ともに１・０をキープできています。

くりかえしになりますが、**視力低下の原因のほとんどは生活習慣**です。

ですから、**生活習慣の改善によって視力も回復できる**のです。

偏った目の使い方、偏った体の使い方を改め、使い過ぎたら充分休ませるという、ごくあたりまえの習慣の積み重ねが、あなたの目を蘇らせます。

第2章でご紹介した「はかる」習慣に加え、目にいい生活習慣を積極的に取り入れるとよりラクに、視力を取り戻せるようになります。

毎日の生活の中の、わずかな時間でかまいません。

新しい生活習慣を身につければ、あなたの「目の寿命」は、もっともっと延ばせるのです。

第5章

回復！

全身の血流がよくなれば、あなたの目はぐっとよくなる！

体が冷えている人は目も冷えている!?

この章では、本気で目をよくするために不可欠な「全身のコンディションをととのえる」方法について考えてみましょう。

さっそくですが、

「冷え性の人は目の病気になりやすい」

と言ったら驚かれるでしょうか。

実は、冷えと目の疾患は大いに関係があります。

たとえば、視野が欠けてしまう「緑内障」の患者さんで、とくに正常眼圧緑内障の方には、極度の冷え性で低体温の方が多く、平熱が35度台という人が珍しくありません。

ですから、現時点で目の不調は感じていなくても、「ソックスを重ね履きしても、足が冷たくて……」と、冷え性を自覚している人は要注意です。

そもそも「冷え性」とは、全身の血の巡りが悪くなった状態です。手足に冷えを感じやすいのは、体の末梢ほど血管が細くなり、血流が滞りやすいからです。そして、目も末梢器官です。**体は全身に同じ血が巡っているので、手や足の冷えを感じたら、目も血流不足になっているというお知らせなのです。**

では血流が悪いときの体とは？

血流不足は、車の運転にたとえれば渋滞が延々と続いているような状態です。各細胞に栄養や酸素を届けられず、排出もままならない状態ですから、不要なごみ（＝毒素）がどんどんたまっていきます。

すると、老廃物の処理に欠かせないリンパ液も巻き込まれ、渋滞が悪化します。これは、生命活動のピンチです。

目が血流不足になれば、**眼球内のクリーナーであるリンパ液（房水）が淀んでしまい、さまざまな目の疾患を呼び込みます。**

「緑内障」を例にとると、淀んだ房水が停滞して眼圧が上がり、視神経が圧迫されることが原因です。

一方、同じ緑内障でも、眼圧には問題がない「正常眼圧緑内障」も昨今増えつつあります。これは、栄養がとり込めないことで視神経自体が弱り、眼圧に耐えきれなくなって発症します。いずれも発端は血流不足です。

初期症状はほとんどなく、じわり、じわりと何年もかけて静かに進行し、失明などの非常に重い症状に至るのが、緑内障の怖いところです。

白髪と白内障の原因は同じ

シンプルに考えれば、**ほとんどの病や老化のきっかけは「血流不足」からきています。**目と髪のトラブルも、一見関係なさそうですが、原因をさかのぼって見ていくと、同じ血流の問題にたどりつきます。

先日も、ある患者さんが、

「私、髪の毛がかなり危ないんです……」

と、抜け毛の悩みを打ち明けてくれました。

私のところでは、目の不調を全身から診ていくため、眼科以外のさまざまな相談を受けるようにしています。

さっそく患者さんの頭皮を診てみると、「やはり……！」でした。

まず、頭の皮がガチガチに硬いのです。しかも、触れた途端、皮膚が薄くなっていることもわかりました。これこそ、血行不良が起こっているサインです。

健康な頭皮は充分な厚みとスポンジのような柔軟性がありますが、トラブルを抱えた頭皮はこわばっていて、指で押しても石のように硬くなっています。

このような頭皮のまわりは血流が停滞ぎみなので、毛根部まで栄養が届かず、抜け毛が増えやすくなります。また、髪の色素成分であるメラニンの生成にも支障をきたし、白髪も増えやすくなります。

頭と目は隣接しているので、一方のコリはすぐにもう一方に影響します。「この頃、髪に元気がないなぁ」。そんなことを感じたら、目のトラブルにも注意です。

「白髪」も「白内障」も、根本的な原因は同じです。

50代の半数以上がかかるといわれる白内障は、「くもる、ぼやける、まぶしい」などの自覚症状が出てから気づく方が多いのですが、そこに至るまでにいくつかの前段階があります。

まず、**水晶体のレンズが濁るのは、目の中を満たしているリンパ液（房水）が淀んでしまうから**です。

なぜ淀んでしまうかというと、前述したように、**房水を生み出している毛様体の働きが血流不足などで弱り、循環がうまくいかなくなる**からです。発症までの経緯を逆から見ていけば、やはり血流不足にたどりつくわけです。

慢性的な血流不足になると、**白内障の前段階ともいえる「老眼」にもなりやすくなり、若くして「老眼→白内障」へ突き進んでしまう**こともあります。同じように、血流不足をきっかけに、若くして白髪があらわれることもあります。

重篤にいたる眼病の一つに、視界がゆがんで見える「加齢黄斑変性症」がありますが、これは、**網膜の血流不足によって老廃物が停滞した結果**です。緑内障や白内障と同様、加齢と共にあらわれやすくなりますが、どんな年齢であれ「若いからまだ大丈夫」と甘く見てはいけません。

このように、血流不足のリスクは計り知れません。

放っておくと、目も、体も、あちこち共倒れになってしまうことを、ぜひ頭に留めておいてください。**筋肉のコリ、血流不足、リンパ液の停滞、冷え……病はすべて一つのつながりの中で起こっている**のです。

「目のコリ」はわかりづらくても、「手足の冷え」や「頭のコリ」は体感や触診でチェックできます。この警告を見逃さず、早めにケアをはじめましょう。

目の奥が痛いときは首がこっている

「目の奥の痛み」も、実は血流不足と大いに関係があります。

あなたは、徹夜明けや長くデスクワークを続けた後など、目の奥の方が「ズーン」と重く感じることはありませんか？

実は、このようなケースでは、**眼球そのものより首や肩に問題があることが多い**ようです。体感的には「目の痛み」でも、痛みの出所は首のあたりで、**「首から肩の血流が悪くなっている」**というお知らせなのです。

実際に目の奥が痛い患者さんの首や肩に触れてみると、やはりほとんどの方はカチカチに硬くなっています。

とくに「首」は目にとって〝急所〟ともいえる重要なポイントで、**首の具合が悪い**

とたちまち目も悪くなるという間柄です。なんといっても首は頭と胴体をつなぐパイプ役なので、中の血液がうまく流れないと、目も、頭も、肩も……と近い所から順に巻き込まれてしまいます。

その影響は首や肩にとどまりません。東洋医学では気血のエネルギーの通り道を「経絡《けいらく》」と呼びますが、首や肩は、目と同じ「膀胱系《ぼうこうけい》」の経絡のライン上にあります。このラインは下半身までずっと伸び、背中、腰、臀部《でんぶ》、脚の方までつながっています。もう一つ「胆経《たんけい》」と呼ばれる経絡も目や首や肩と密接です。

そこで、**首まわりが血行不良を起こして詰まってくると、その影響は首や肩の下のほうにまで勝手に広がってしまう**のです。

しかも、**首は約10キロもある重い頭を乗せているので、もともと疲れがたまりやすい場所**です。そこに姿勢の悪さや運動不足などが加われば耐え切れなくなり、首の骨(頸椎《けいつい》)の方までひずみが生じてしまいます。

頸椎がゆがむと、首を通る血管が圧迫されるので、目はその影響をもろに受けます。

血流不足が慢性化し、視力低下や目の病気にかかりやすくなってしまうのです。

ですから、首のパイプの詰まりには気をつけなければなりません。

「目の奥が痛い」と感じたら、すぐ首や肩のコリをチェックし、早めに血流不足を解消しておいたほうがいいでしょう。首や肩の血行がよくなれば、目もラクになり、首を起点に、全身の血流もよくなります。

全身の血流がいいと、目もよくなる

視力回復には「全身の血流をよくすること」がいかに大切か、おわかりいただけたでしょうか。

血行不良で冷えた体は、さまざまな病気予備軍ともいえる状態なので、早く手を打てば、眼病だけでなく多くの病気を遠ざけることができます。

そこで私は、ライフスタイルの改善や運動など、さまざまな角度からの血流改善の指導も行なっています。

血液の流れは川の流れにたとえるとイメージしやすいでしょう。

私たちの体内には**血液とリンパ液**という２つの川が流れ、これらが淀みなく流れていることが理想です。

２つの川はつながっていますから、**血液循環がよくなればその効果はリンパの流れにもおよび、必要な栄養はとり入れ、不要なものは排泄できるバランスのいい体が維持できます。**

すると、目の周辺の流れもよくなり、視力にもいい影響があらわれます。

逆に、川にヘドロがたまれば、あちこちの流れが詰まってしまい、体は疲れやすくなり、免疫力も下がって病気にかかりやすくなります。そして、免疫が下がった状態で一度体調を崩すと、治りにくくもなります。

これは一つの事例ですが、私のところには結膜下出血で白目が赤くなった患者さんがよく来院されます。この白目の赤みは、放っておけばだんだん消えていきますが、人によって治る速度が全然違うのです。

早く治るか長引いてしまうかは、そう、血流次第です。つまり、

治りにくい体＝血流が悪い
治りやすい体＝血流がいい

ということになります。

血液がサラサラ流れている体は、**不要な毒素をすみやかに排出でき、解毒もスムーズなので、病気にかかりづらく、発症してもすぐ回復**します。

逆に、**血流の悪い体は、栄養不足、酸素不足に陥りやすく、不要なものもため込むため、病気にかかりやすく、一度病気になると治りづらい**のです。

しかも、薬を飲んでも、体内処理に時間がかかり、副作用もあらわれやすくなってしまいます。

では、血流をよくして健康な体をつくるには？　答えは明快です。血流不足をもたらした生活習慣を改め、原因を取り除いていくしかありません。

- **運動不足**
- **悪い姿勢**
- **偏った食事**

・ストレス
・不規則な生活
・体の害になる嗜好品

……など、血流不足の原因は一つではありません。これらを一つでも多く取りのぞくことがいい結果につながります。

要は、「80歳を過ぎても裸眼で見えている人」がライフスタイルの中であたりまえのようにやっている「目の養生」を実践すればいいのです（109～110ページ参照）。

血流がみるみるよくなる生活習慣、8つのポイント

ここからは、全身の血流をよくするための具体策を厳選して8つ、ご紹介することにしたいと思います。

全身のコンディションをととのえれば目もよくなる、というのは先述の通りですが、生活のちょっとした工夫から、運動、食事、心のバランスまで、トータルで改善すれば相乗効果が期待できます。

できることから、さっそくはじめましょう。

睡眠

22時には就寝、メラトニンの分泌を促す

「早寝早起き」こそ、全身の血流をよくするライフスタイルの基本です。日が昇ったら起き、暗くなったら早く眠る、という規則的なリズムをつくれば睡眠の質が上がり、血液の循環もよくなります。これこそ、80歳を過ぎても裸眼で暮らせる人たちが必ずといっていいほどやっている「目の養生」の一つです。

朝日を見ると、光をキャッチした脳が反応し、夜になって、睡眠を誘発する**「メラトニン」**というホルモンも出やすくなります。

しかもこのメラトニンは、**目の血流回復にも有効**とされているのです。理想は、**成長ホルモンが分泌される夜22時から午前2時の間はぐっすり眠る**こと。

ぐっすり眠れば血流が増し、病気や老化を遠ざけ、メラトニンをたっぷり出して視

力もよくなるなど、まさにいいこと尽くめです。

逆に、**夜型の生活は血流不足を招き、自律神経のバランスもかき乱します。自律神経のコントロール下にある涙の量も減り、ドライアイにもなりやすい**ので、ご注意ください。

COLUMN

最近よく聞く「ドライアイ」とは？

「ドライアイ」とは、涙の量が減ることによって、角膜や結膜が傷つくこと。つまり、単なる「乾き目」ではなく、もっと深刻な目のトラブルです。

一般に、涙というと、悲しいときや嬉しいときに流れ出る涙を思い浮かべる方も多いと思いますが、ここで注目したいのは、その涙ではありません。専門的には「基礎分泌」といって、目の健康を保つために、常時、目の表面から鼻へと循環している涙のことです。

基礎分泌としての涙の役割は非常に重要で、①角膜に酸素や栄養分を送る、②目にたまった老廃物やゴミを排出する、③乾燥を防ぎ、バイ菌の進入をブロックする、の3つの働きがあります。

正常な目は、この涙のおかげでさまざまなトラブルから守られていますが、長時間のパソコン作業などで目を酷使する状態が続くと、次第に涙の量が少なくなるため、疲れ目や充血、目のかゆみ、さらには視力低下といった、ドライアイの症状が出てきます。

ドライアイをそのまま放置していると、深刻な視力障害を引き起こすこともあります。気になる場合は眼科を受診し、適切な治療を受けましょう。

姿勢

背中、首の正しい位置をキープする

立っているときも、座っているときも、そして歩行中も、**背筋をぴんと伸ばして正しい姿勢を維持**しましょう。これだけで、全身に血が巡りやすくなります。

くずれた姿勢は、**体に余計な負担をかけて筋肉のコリを生み出し、そのコリが首と頭部をつなぐ血管を圧迫して血流を滞らせます。**

悪い姿勢で長時間過ごすことは、自ら**血液やリンパの流れを阻害することと同じ**なのです。

とくに気をつけたいのが、首と背中のライン。

うつむいてスマートフォン（スマホ）の操作をしたり、背中を丸めた悪い姿勢でのデスクワークが日常的に続くと、首への負担が大きくなりすぎ、オーバーワークで頸椎にゆがみが出てきてしまいます。

すると、血管が常に圧迫された状態になり、首の中を通る神経も圧迫されてやっかいなことになります。

首は体じゅうの臓器や器官をコントロールする自律神経を束ねているので、ここに問題があると、視力はもちろん、**血圧や内臓系の疾患まで、思いがけないところに不調があらわれる**のです。

そこで、日頃から姿勢のチェックを忘れないでください。

いい姿勢のポイントは、

「**背骨の垂直ラインに耳が乗っている**」

でしたね。垂直ラインから前にずれていれば、猫背気味になっている証拠です。意識して胸をひらき、背筋を伸ばしましょう。

心 体も心も上手にゆるめて、脱ストレス

強いストレスを受けると、体は一瞬にして緊張状態になり、血流が悪化します。

たとえば、切羽詰まった中で大量の仕事をこなしているときや、身の縮むような怖い思いをしたときなどは筋肉も縮んで硬くなり、血流も停滞しやすくなります。すると、病気をしやすくなります。

10年ほど前、私は円形脱毛症になったことがありますが、そのときの発見者は床屋さんでした。

「あっ、ホンベさん、髪が……円形脱毛症になってますよ」

と言われ、驚いて手で触れると、そこだけ髪がばっさり抜け落ちてつるつるになっ

ていました。

これはストレスだと直感し、原因をよく考えてみると、仕事上の問題が浮かび上がってきました。

ストレスという毒性はかなり強力です。このときはその毒素にやられて、頭皮の周辺の血流がかなり悪化していたのでしょう。

目もストレスの影響をもろに受けます。ストレス下にあると、毛様体筋がピーンと緊張するため、血流が滞り、ピント調節がうまく機能しなくなるのです。

目がぴくぴく痙攣するような症状が出ることがありますが、それもずばり、ストレスの影響です。また、過度の緊張から急に視力低下が起こることもあります。

つまり、**ストレス時は、目も体も、そして心までもがコチコチ状態**なのです。

対策としては、**とにかくゆるめる。**これに尽きます。

ただ笑うだけでも心身の緊張はほぐれますが、**軽い運動**（198〜212ページ参照）や、**趣味の時間を持つ**など、個々に合ったゆるめ方を身につけておくと役に立ちます。カラオケが好きなら、大いに歌って発散すればいいのです。

人体は「緊張」と「リラックス」のちょうどいいバランスで維持されます。

社会生活を送っていると誰でも緊張のほうに偏りがちですが、意識してすぐゆるめるようにすれば大丈夫です。

昨今の病気の原因を探ると、ストレスという毒性物さえなければ、本来は起こらないこともたくさんあります。

ですから、できるだけ**こまめにガス抜きをし、血流不足を長引かせないようにしましょう。**とにかく緊張しっぱなしがよくありません。

嗜好品

血流を悪くするものは口にしない

あなたが**何気なく口にしている嗜好品なども、血流不足の一因**になります。
とくに注意したいのが、

・タバコ
・お酒
・甘いお菓子や飲み物

などです。

タバコを吸えば、瞬時に血管がぎゅーっと収縮し、血流が悪化します。ヘビースモーカーと呼ばれる人たちは、吸うたびにそれをくりかえしているわけで、血管にも相当な負担をかけています。

一方、お酒は少量であれば「百薬の長」になるのは事実です。飲むと血管がゆるんで血流が増し、体もポカポカして心身共にリラックスできます。ただし、飲み過ぎれば効果は逆転します。

というのも、**アルコールは脂肪の吸収を助ける作用があるため、血中の中性脂肪が増えます。しかも、飲酒すると利尿作用でトイレが頻繁になり、水分不足から血液ドロドロの悪循環にはまりやすいのです。**また、アルコールが抜ければ、ゆるんだ血管はもとの状態に戻るので、余計に滞りやすくなります。

お菓子やジュースなどの**甘いモノも、口にすると血中の中性脂肪を増やし、血液を淀ませます。**

タバコ、お酒、甘いモノ……どれも、量が増えるほど血流不足と冷えを招くものです。意識して減らす、あるいはいっそやめるといった努力をしましょう。

温める

血流改善にカイロとホットタオル

入浴すると全身がポカポカするように、**体を温めると血流はよくなります。**

そこで、手軽に全身を温められるよう、緑内障の患者さんなどにおすすめしているのが**使い捨てカイロの利用**です。

やり方はとても簡単で、貼るタイプのカイロを、おなかの「丹田《たんでん》」と背中の「仙骨《せんこつ》」の位置に下着などの上から貼るだけです。肌に直接触れると低温やけどの危険があるので、その点は充分ご注意ください。

「丹田」は、東洋医学や武術の世界で「気が集まる」とされる要所です。位置はおへそから握りこぶし一つ分下（へそ下三寸とも）です。

もう一方の「仙骨」は、背骨のつけ根、尾てい骨の上にある三角の骨です。

【血流改善に効く温めポイント】

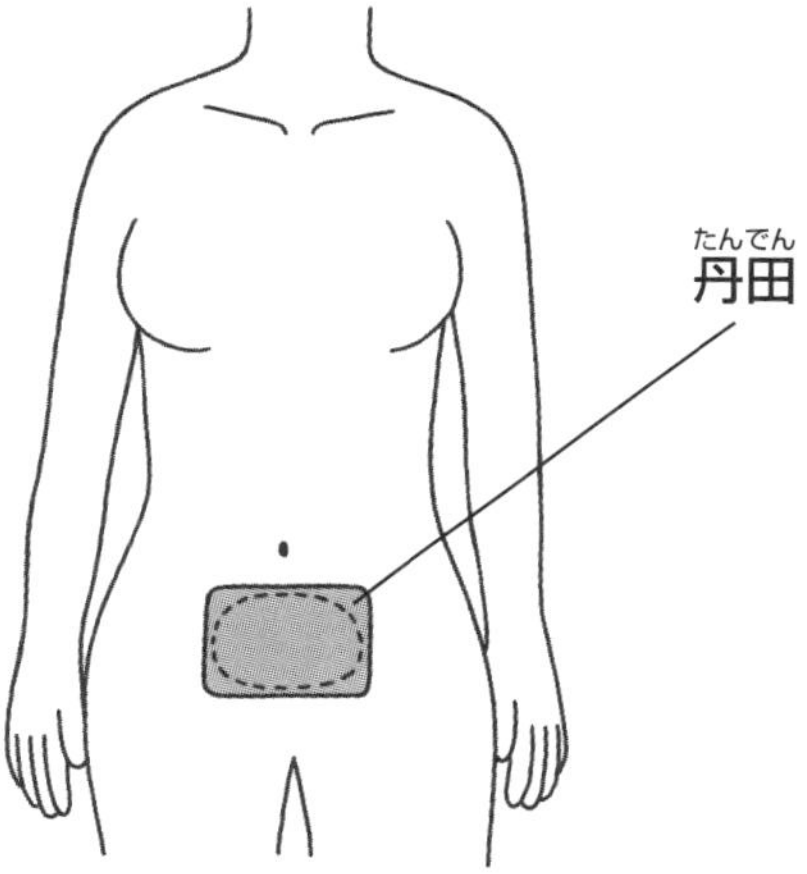

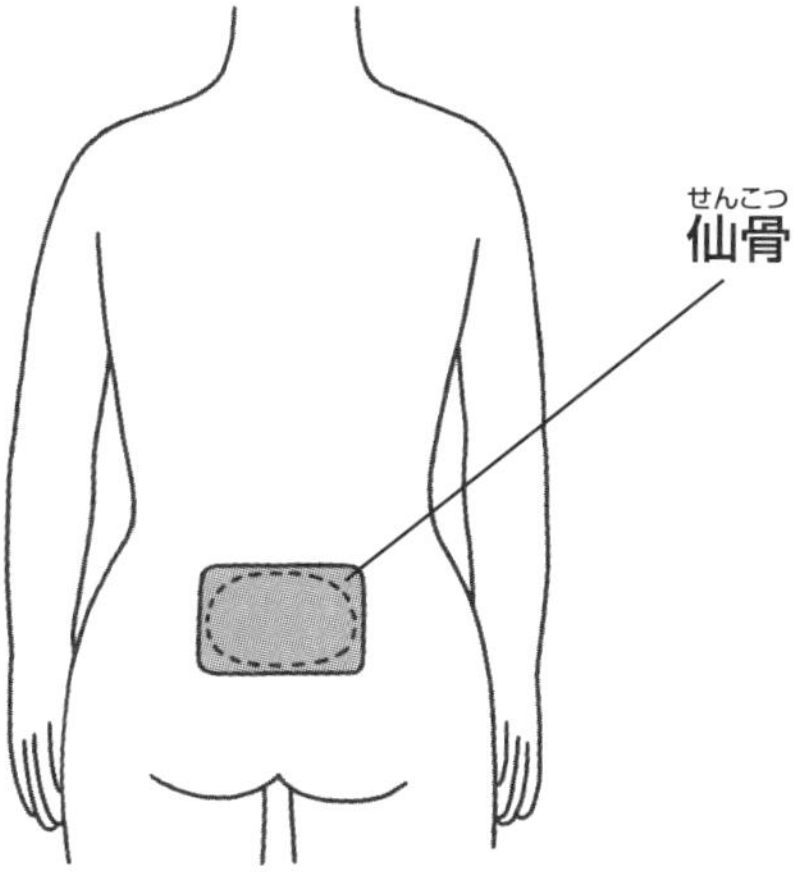

この2カ所をカイロで温めると、体の中心を表裏の両面から保温でき、全身の血液を促せるのです。**体の隅々まで血液が巡れば、目の血流もよくなります。**

目の血流を改善したいときは、**直接温める**のもいいでしょう。その場合は、ホットタオルがおすすめです。

ここで活躍するのが電子レンジです。

まず、フェイスタオルを濡らしてしぼり、そのまま電子レンジの中へ。1分ほど温めれば出来上がりです。

この**ホットタオルを目の上に当て、ホットパックをすれば、目のコリもほぐれてリラックス**できます。ただし、加熱した直後のタオルは非常に熱くなっている場合がありますので、やけどには充分注意してください。

今、電子レンジで食べ物を温めることのリスクが、各方面の研究で明らかになっています。食品にマイクロ波（放射線）を当てると、多くの栄養素が一瞬にして破壊され、生きた食べ物が台無しになってしまうというのです。

食品を温めるには、少し手間はかかっても「煮る、蒸す」などの調理法がよいでしょう。

電子レンジについては、今後はホットタオルづくりなど、従来とは違うかたちで有効利用してはいかがでしょうか。

運動①

座ったまま目と首が一度にほぐれる〝アイネック体操〟

全身の血流アップには、**適度な運動**も欠かせません。
デスクワーク中などは、あっという間に4～5時間過ぎていきますが、じっと動かないと目から手足の先まで、全身が血流不足に陥ります。この状態は言ってみればエコノミークラス症候群のようなものですから、疲れを感じて当然なのです。

そもそも人体はいろいろな動きをするようにつくられているので、**座りっぱなしは生理学的にも不自然**です。**動かない状態が続けば、血液を流すポンプ役の筋力も低下し、慢性的な血流不足で病気にかかりやすくなります。**

休憩時間などを利用してできる簡単な体操があるので、さっそくご紹介しましょう。

目（アイ）と首（ネック）によく効く**「アイネック体操」**です。

この体操は、いわゆる「ほんべ式メソッド」の一つで、以前から患者さんにもご紹介していますが、「即効性がある」「直後から目と首がラクになる」「視野が広がる感じ」と好評です。そこで、今も研究を重ねながら、少しずつ進化させています。

このアイネック体操は、私自身も仕事の合間によくやっていますが、首と目の動きだけで、疲れがすぐ取れるので、重宝しています。

もともとはヨガの動きの一つなので、**呼吸と合せてゆっくり動くこと、体の力を抜いてリラックスした状態でやると効果的**です。次ページ以降、詳しく手順を説明しますので、ぜひお試しください。

◎「アイネック体操」のやり方

① まず基本姿勢をとる

座ったままでも立ったままでもかまいません。後頭部に腕を回して襟足（首と頭の境目）で両手を組みます。

真っ直ぐ正面を見て背筋を伸ばし、姿勢を正します。

② 視線を右に、顔も右へ回す

鼻から息を吐きながら目（視線）をゆっくり右に向け、顔もできるかぎり右にひねりましょう。できるところまでひねったら、鼻で息を吸いながら基本姿勢に戻ります。

③ 視線を左に、顔も左へ回す

そのまま鼻で息を吐きながら目（視線）をゆっくり左に向け、顔もできるだけ左にひねりましょう。できるところまでひねったら、鼻で息を吸いながら再び基本姿勢に戻ります。

④ 視線と目、顔も下へ

鼻で息を吐きながら目（視線）と顔だけ、できるところまでゆっくり下に向けます。首を起点に顔だけを倒すのがコツです。

⑤ 視線と目、顔も上へ

鼻で息を吸いながら、目（視線）と顔だけ、できるところまでゆっくり上に向けます。首を起点に顔だけ動かすのがコツ。その後自然に息を吐きながら正面に戻ります。

⑥ 目と首を右回しで回転

次に鼻で息を大きく吸い、息を吐きながら首を大きく右回りに回します。首の動きに合わせて、目も大きく動かしましょう。3回続けて回します。肩から下は動かさずに安定させましょう。

⑦ 目と首を左回しで回転

今度は逆回しです。鼻で息を大きく吸い、息を吐きながら首を大きく左回りに回します。首の動きに合わせて目も大きく動かしましょう。3回続けて回します。肩から下は動かさずに安定させましょう。

この①~⑦までを1セットとして、必要に応じてくりかえします。

★ここに注意!

・より効果を出すために、首の動きと共に、目もできるかぎりはじの方まで動かしてください。限界まで動かすと効果的です。視線を先に動かし、首が後からついていくようなイメージです。

・最初のうちは呼吸法まで意識する必要はありませんが、慣れてきたら鼻呼吸を意識しましょう。首を「ひねる・回す」ときに吐き、元に戻すときに吸います。

・ゆっくりすぎるくらいのスピードで行ないましょう。反動をつけて速く回すと首の筋を痛めてしまうので注意。

・肩のラインを地面と水平に保つ姿勢をキープ。

【目と首がほぐれる「アイネック体操」】

①基本姿勢をとる

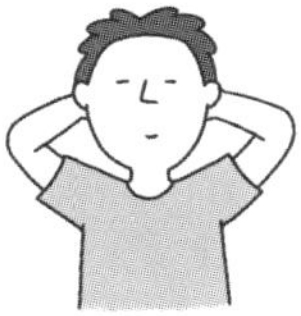

②視線を右に、顔も右へ回す

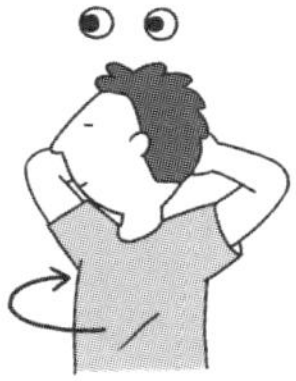

③視線を左に、顔も左へ回す

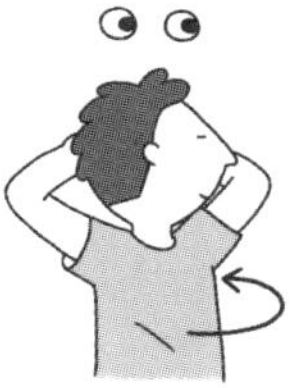

④視線と目、顔も下へ

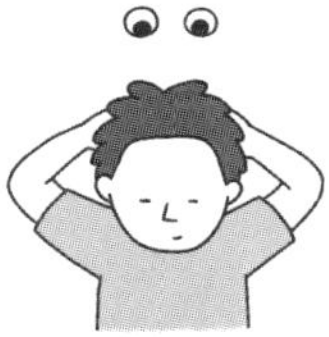

⑤視線と目、顔も上へ

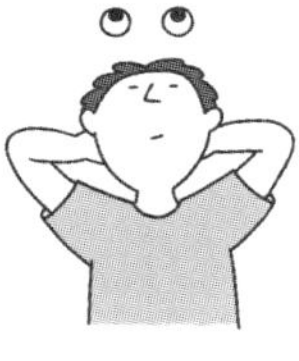

⑥目と首を右回しで回転

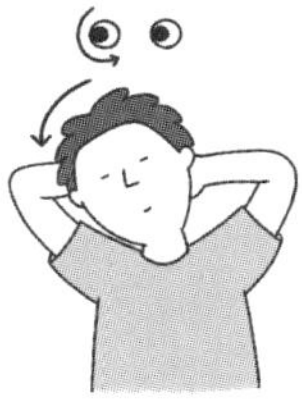

⑦目と首を左回しで回転

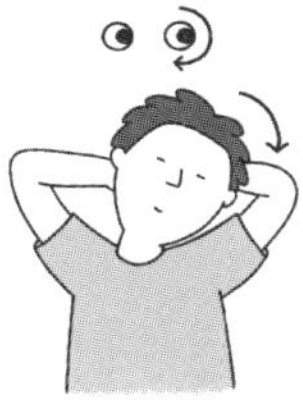

★ワンポイント
・オフィスなどでは腕を下げて行なうなど、状況に応じてアレンジしてもかまいません。

・全身の力を抜いてください。
・回数に決まりはありませんが、1日6〜10セットを目標に。
・頸椎症の方は、無理に首を動かさないでください。

体操の後は、目と首のまわりの血流が増し、気持ちよくリラックスしていくのを感じるでしょう。こわばっていた筋肉がほぐれるので、首の骨も正しい位置に調整されます。

頸椎は、椎骨《ついこつ》という小さな骨が7つ、積み木のように連なっていますが、視力が低い人は頸椎の1番と2番（背骨のいちばん上の骨と2番の骨）にゆがみがあったり、靭帯が硬くなっていることが多いのです。アイネック体操は、こうしたトラブルにも有効で、パイプの詰まりがなくなることで、目の隅々の血流もよくなります。

この体操は、近視、老眼、眼精疲労やドライアイ、さらには白内障や緑内障など眼病の予防としてもおすすめです。血流とリンパの流れがよくなると、目の浄化作用もスムーズになり、水晶体の質や正常な眼圧を維持しやすくなります。

アイネック体操をコツコツ継続した患者さんの中には、眼鏡が要らなくなった方も少なくありません。

毎日続けるほど効果的ですし、デスクワーク中など、目が疲れてきたと感じたら、その都度やっていると、疲れをため込まなくなります。

COLUMN

目を温めよう！

○目を温めてからやると効果アップ！

アイネック体操は、はじめる前に目を温めておくと効果があらわれやすくなります。先ほどのホットタオルを使う方法のほかに、モノを用いずにハンドパワーで温める方法もあります。

○ハンドパワーで目を温める

手のパワーだけで目を温める「パーミング」という方法をご紹介しましょう。
パームとは「手のひら」のこと。
手順としては、まず、両手をこすり合わせて温めます。
温まった手を、目の中央でまぶたをおおうようにしましょう。これだけで手から出

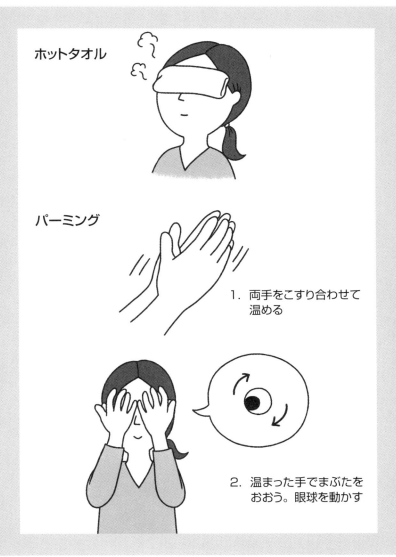

ホットタオル

パーミング

1. 両手をこすり合わせて
温める

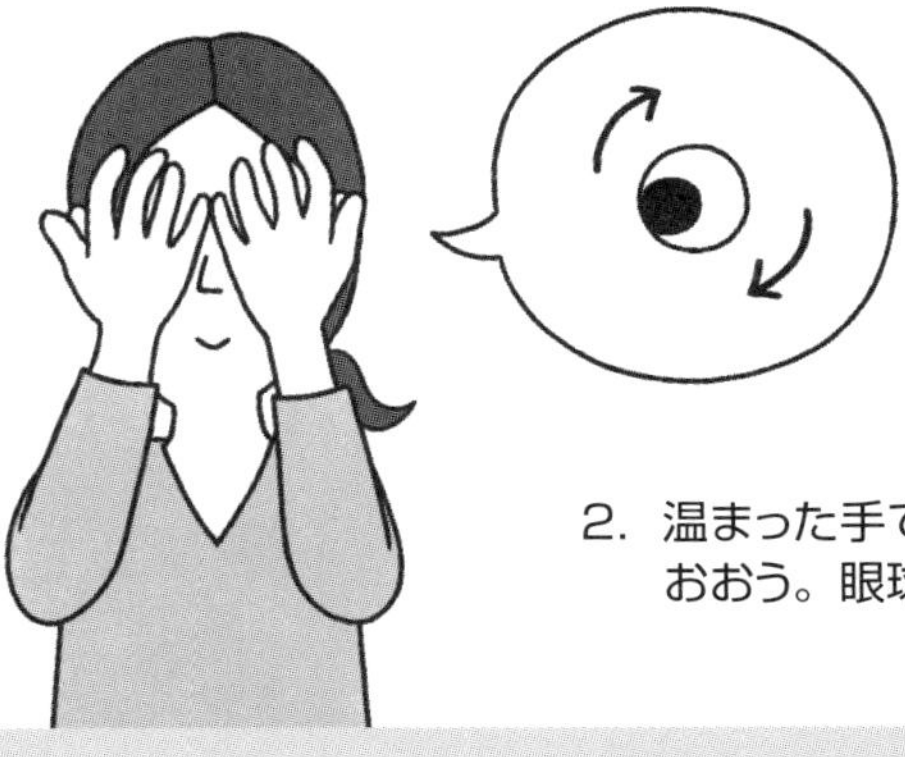

2. 温まった手でまぶたを
おおう。眼球を動かす

るエネルギーで目のまわりが温まります。

日本では古代から、患部に手を当てる「手当て」という療法がありますが、手からエネルギーを出す能力は、誰でも持っています。

手を当てたまま眼球を上下左右に動かしたり、くるっと回したりするとさらに血流がアップ。

目が温まり、リラックスしたところで「アイネック体操」をすれば、より高い効果が期待できます。

いかがでしたか。ホットタオルのパック、パーミングは、もちろん単独で行なってもOKです。

運動②
手を振るだけで全身の血流がアップ〝スワイショウ〟

もう一つ、その場で立ってできる全身運動をご紹介しましょう。

「手振り体操」とも呼ばれるこの体操は、中国語で「スワイショウ」。手をぶらぶらさせるという意味で、気功の準備運動などでもよく行なわれます。手を前後左右に振るだけの簡単な動作ですが、**体じゅうの血流をよくすることができます。**

◎手振り運動（スワイショウ）のやり方

① 基本姿勢をとる

足を腰幅に開き、左右のつま先は平行にして立ちます。これが基本姿勢。腕や肩の力を抜いてリラックスしましょう。

② 腕を前後に振る

両腕を前へ。おへその高さ（前方45度）くらいまで上げ、重力に任せてぶらんと自然に手を落とします。前後に腕を振る動作を繰り返しましょう。1分間に50回くらいのペースで3～5分続けます。

③ 腕を左右に振る

次に基本姿勢のまま、膝を少しゆるめ、ウエストを左右にひねりながらいっしょに腕を振ります。腰の回転に合わせ、首も真後ろを見るように回しましょう。

腕をねじるのではなく、ウエストをねじった反動で、自然に腕を巻きつけるような感じです。でんでん太鼓のひもがからみつくようなイメージでやるとうまくいきます。

2～3の動作はどちらか一方をやるだけでも効果があります。回数や時間に決まりはありませんが、トータルで10分ほど続けると、全身に血液が巡り、ポカポカしてくるでしょう。

【血流アップに効く「スワイショウ」】

①基本姿勢をとる

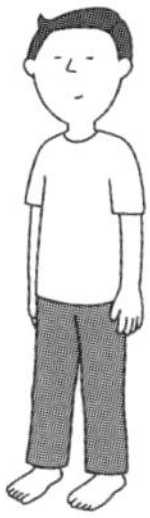

②腕を前後に振る

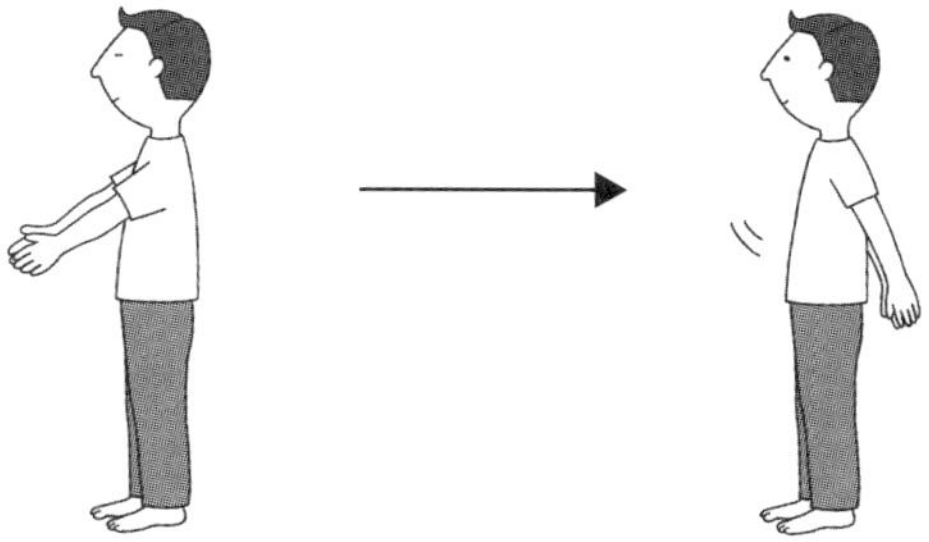

③腕を左右に振る

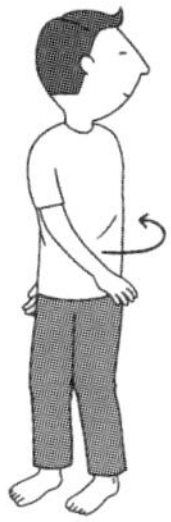

★ここに注意！
・自分のペースで、自然なスピードで。
・体の軸がブレないよう、まっすぐをキープ。

運動が苦手な方も、この体操なら無理なく継続できるでしょう。

とくに、**血流が悪化しやすい末端の「手」から全身を刺激すると、簡単な動作でも首や肩のコリ、腰の痛み、冷え性までもが改善**されていきます。

さらに目の血流アップ、体力の強化など、続けるうちにじわじわと効果があらわれます。一度身につければ、一生使える便利な健康体操です。

アイネック体操、スワイショウはいつ行なってもかまいませんが、**仕事の合間にやればリフレッシュできますし、入浴後に1日の締めくくりとしてやると、緊張がほぐれてよく眠れます。**

体は、とにかくよく動かすことで活気が出ます。手足の末端だけでも意識してぐるぐるまわしたり、ぶらぶらさせるだけでも違いが出ます。

食事

目にいい食べ物・食べ方は？

血の巡りをよくするには、**「何を食べるか」**も重要です。
血液やリンパの川をサラサラにするか、ヘドロで汚してしまうのか？
血液の通り道である血管を、若々しく保てるか？　早く衰えさせてしまうのか？
そこに必ず関わってくるのが食事です。
「目にいい食事」のポイントは次の通りです。

◎糖質は控えめに

以前、30歳前後の男性の患者さんが「最近、見え方がおかしい」と診察にみえたときのことです。急激な視力低下が見られたので問診してみると、食生活にかなり偏りがあることがわかりました。彼はラーメンが大好きで、朝昼晩の3食をほとんどラーメンばかり食べていたのです。これでは明らかに糖質のとり過ぎです。

こうした食生活の偏りは、目にも体にもいい結果をもたらしません。

そこで、この患者さんには目のケアと共に、さっそく食生活を改めるようアドバイスしました。その結果、3週間ほど経過したところで徐々に症状も改善してきました。

また、つい先日も、新幹線で乗り合わせた若いサラリーマンの行動を見て驚くことがありました。

ある男性は、乗る前にポテトチップと漫画本をどっさり買い込み、道中ずっと読みながら食べていました。なんと、ポテトチップ2袋分をカラにしてしまったのです。

こんな生活を続けたら、体はダメになってしまいます。

たとえば、スポーツをする男子高校生などは、食べ盛りなので、どんぶり飯2杯程度はぺろっと食べてしまうでしょう。

体が若ければ大量のごはんも体内で手早く処理できますが、年を重ねて同じ食べ方をすればそうはいきません。体内の糖分の処理が追いつかなくなり、サラサラの血液がドロドロになってしまうため、血液が停滞し、糖尿病などの病気を発症しやすくなります。

糖質をとり過ぎると、血糖がぽーんと一気に上がり、その後ガクンと下がるため低血糖になり、その影響で気力も減退するし、思わぬ目の疾患や視力低下に見舞われることもあります。

最近は糖質制限がにわかに注目されています。若い世代の方は食生活と目がつながっているとはあまり思わないようですが、実は大いに関係があるのです。

◎コラーゲンは目の若返りにも効く⁉

血管が若くイキイキしていることは、目の若さ、体の若さを保つための原則です。老化は血管からはじまるなどといわれますが、それは目も同じ。

そこで、今注目を集めているのが**コラーゲン**です。

ぷるぷるの美肌づくりなど、アンチエイジングの特効薬として知られるコラーゲンは、皮膚や骨、血管、内臓、そして眼球にも含まれるたんぱく質の一種。みなさんの体をつくるうえで、大切な役割を担っています。

たとえば、糖尿病の合併症である網膜症になった患者さんの眼球を調べると、毛細血管がぼろぼろにこわれてしまっています。細かく入り組んだ血液の通り道が閉ざされてしまうため、血が通わなくなり、失明のリスクも高くなります。

そこで、コラーゲンなのです。

つぶれた血管を再構築するには、材料となるコラーゲンが必要です。他にも、コラーゲンが不足すると関節の痛みや肌の老化や白髪など、体のあちこちに支障が出るので、意識してとっていくといいでしょう。

コラーゲンが豊富な食べ物には、鶏の手羽先、豚足、牛スジ、フカヒレ、うなぎ、くらげなどがあります。日常的にとりづらいものが多いのですが、手羽先をベースにした野菜たっぷりのコラーゲン鍋などはいかがでしょうか。

世間では「コラーゲンをとっても、体内でアミノ酸に分解されるから、あまり意味はない」という医者もいますが、コラーゲンの摂取で目の疾患が好転した症例が報告されていることも事実です。

ですから、積極的にとればよい結果が期待できるのではないかと思います。ただし、コラーゲンが体内で作用するには、ビタミンCが必要といわれていますので、ビタミンCも同時に摂取するのが有効です。

◎アントシアニンとルテイン、DHAにも注目

目にいい食品として、**ブルーベリー**や**アサイー**などはよく知られています。最近は、**マキベリー**なども注目されています。

これらに多く含まれる色素成分「**アントシアニン**」が、**目の働きを助け、眼球内の血流改善に役立ってくれる**のです。

アントシアニンは、ポリフェノールという植物成分の一種で、赤ワインに含まれるポリフェノール成分も血流改善に効果的です。適量を飲めば、血の巡りがよくなり、動脈硬化の予防にもなります。

他に、**ホウレンソウやブロッコリー**などの野菜に含まれる色素成分「**ルテイン**」も目にいい栄養素の代表格です。**抗酸化作用が高く、紫外線から目を守る力もあるので、白内障、緑内障、加齢黄斑変性症といった目の疾患の予防に適しています。**

そしてもう一つ、脳に効くと評判の「**DHA（ドコサヘキサエン酸）**」もおすすめです。DHAは、**イワシ、サバ、アジなどの青魚**に多く含まれる脂肪酸の一種ですが、実はこれ、**網膜**に多く含まれる成分なのです。

習慣的にとっていると、網膜とつながっている**視神経と脳の連携がスムーズになり**

睡眠

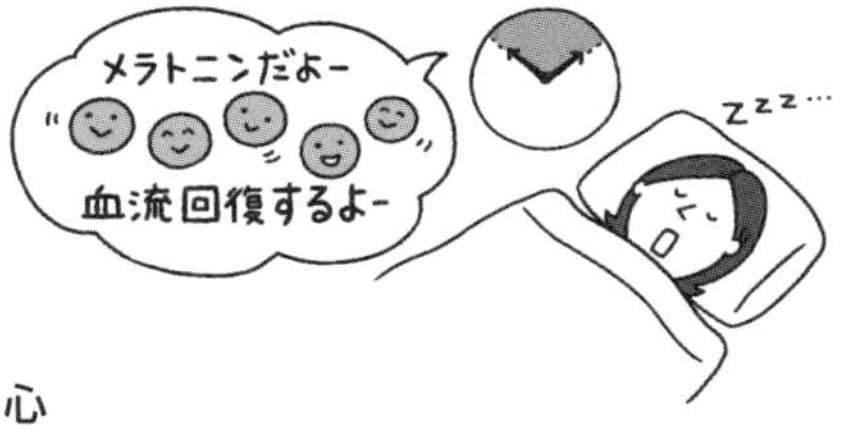

心

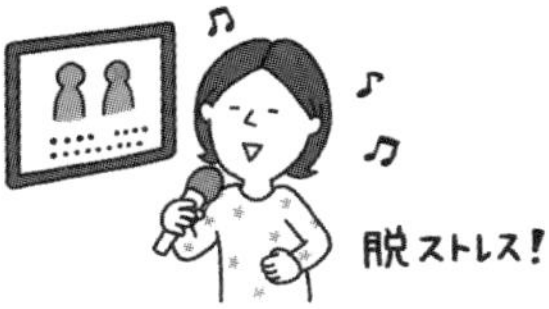

温める

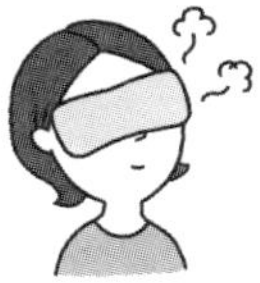

スワイショウ

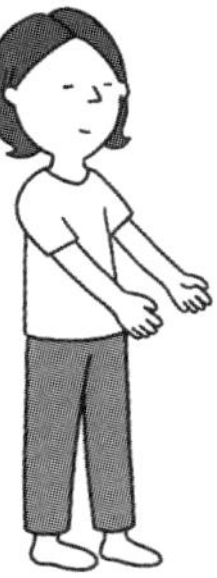

姿勢

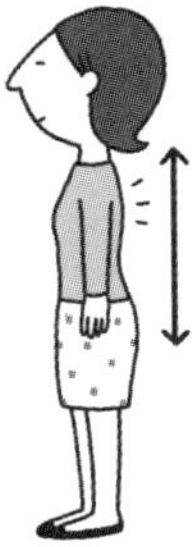

嗜好品

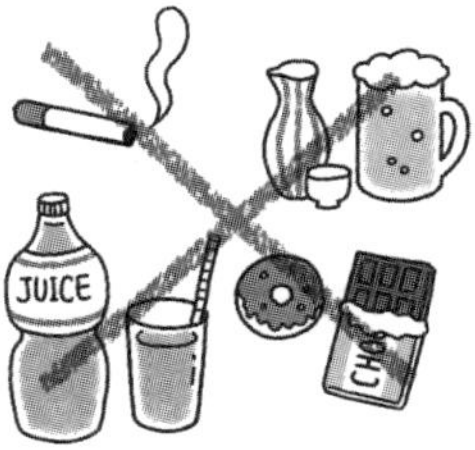

アイネック体操

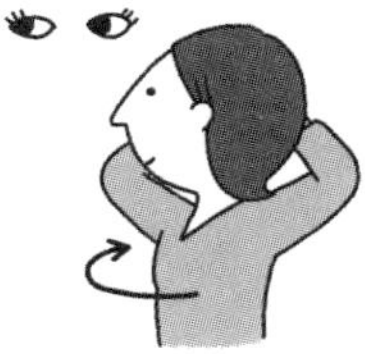

食事

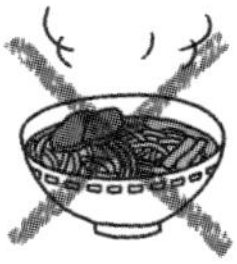

ます。

食事では充分にとりづらいという方は、サプリメントなども併用しながら、目の栄養をきちんと補給するとよいでしょう。

以上、睡眠から食事まで、8つの方法をご紹介しましたが、これらを全身の血行促進のために、お役立ていただきたいと思います。

朝起きてから夜寝るまで、毎日の生活をトータルで見直せば、体質が根本から改善され、目にもよい変化があらわれるようになります。自分の体にいい流れを起こしましょう。

終章

自然治癒力はすごい！

目は何歳からでも回復する

手術や薬はリスクと隣り合わせ

本書では、みなさんが本来持っている自然治癒力を最大限に生かした視力回復法について、眼科医としての長年の臨床経験をもとに解説してきました。

しかし世の中には、手術や薬の処方をすすめる医師が多いことも事実です。

そこで本書のまとめとして、なぜここまで自然治癒にこだわるのか、手術や薬の処方の何が問題と考えているのかを、整理しておきたいと思います。

西洋医学を中心にした現代医療で重視されるのが「エビデンス」です。

エビデンスとは、科学的な証拠、根拠といった意味です。医学生は、教育現場で徹底的にこの考え方を叩き込まれるので、

「エビデンスが証明されない方法は認められない」

がロ グセの、ちょっと頭の固いお医者さんが多くなってしまうようです。

そして「この病気にはこの薬」という公式通りに治療をすすめます。胃が痛ければ胃の薬、血圧が高ければ降圧剤という具合です。患者さんもこのやり方にすっかり慣れているので、病院で薬が出ないと物足りなく感じたり、不安になったりするわけです。

こうした現代医療は専門性が高く、いい面もたくさんありますが、データ重視で画一的になりがちゆえの落とし穴もあります。

同じ病名の患者さんは、ＡさんもＢさんも治療法は基本的に同じなので、年齢や体質による差異がどうしても治療効果にあらわれることになります。

東洋医学では、「同病異治」「異病同治」という言葉があるように、病状が同じでも違う漢方薬が効き、違う症状なのに同じ漢方薬で治るということはいくらでもあります。

「はじめに」で述べたように、病気の原因をつくったのは患者さん自身で、１００人いれば１００通りの原因があります。それを画一的な治療で治そうというのは、どうしても限界があるのです。

眼科でいうと、レーシック手術などは、諸刃《もろは》の剣《つるぎ》です。

そもそも、レーシックとは、近視などの屈折異常を矯正するために角膜の中央部をレーザーで削る手術ですが、術後にドライアイが悪化したり、感染症にかかるなどのトラブルが少なからず報告されています。

とくに、老眼が前面に出てくる40歳以降はピント調節機能の衰えなどから、かえって老眼の症状が強く出るようになるなど、患者さんが後悔するケースがよくみられます。ですから、30代後半以降の方には、この手術はあまりおすすめしていません。

また、高齢者が目の疾患で手術をする場合は、体への負担も考慮しなければなりません。

というのも、80歳を過ぎた患者さんが手術直後に脳梗塞を発症したり、入院による環境の変化から、急に認知症があらわれることもあるからです。目を治すために入院したおばあちゃんが、たった数日で認知症の症状がひどくなり、結局、手術をやめて帰宅したという事例もあります。

これでは、せっかくの手術も逆効果になってしまうため、慎重に検討しなければなりません。

投薬も同じです。薬は人間の体にとってはもともと異物ですから、過度に使用したり、長期的に使い続けるほど、副作用も大きくなってしまいます。

ステロイドは使い方を誤ると、白内障を引き起こす

薬の副作用といえば、眼科以外の治療で使った薬が、思わぬ形で目に悪影響をおよぼすこともあります。

たとえば、若くして白内障になる方によくみられるのが「ステロイド白内障」です。ステロイド剤は、抗炎症薬としてアトピー性皮膚炎などの治療に用いますが、使い方を誤ると害にもなり、その事例の一つがステロイド白内障なのです。

以前、20代後半の男性の患者さんが「最近、目が見えづらくなった」と来院されたときのことです。さっそく診察してみると、白内障になっていることがわかりました。

水晶体の濁り方を見てすぐにピンと来たので、

「ステロイドという薬を使っていませんか？」

と尋ねると、今まさに使用中とのこと。ステロイド白内障は、加齢による白内障とは水晶体の濁り方がちょっと違うので、一見してわかります。

この患者さんは、飲食店で皿洗いの仕事をしている過程で皮膚に炎症があらわれ、ステロイド外用薬を塗りはじめたそうです。ただし、それほど重い症状ではなかったため、病院には行かず、薬局で市販薬を購入して1本まるまる使い切り、受診時は2本目を使っている途中とのことでした。

指先に市販薬を塗った程度で白内障になると聞けば「まさか」と思われるかもしれませんが、見方を変えれば、それほど強い薬が町の薬局で日常的に入手できる状況があるということです。

この患者さんは、比較的短期間のステロイド使用で症状が出ていますが、やはり多いのは長期間の使用で発症するステロイド白内障です。

もう一人、高校生でステロイド白内障になった患者さんは、幼少の頃にアトピー性皮膚炎を発症し、病院で処方されたステロイド軟膏を長年使い続けていました。クリニックを訪れたのは、視力が低下してコンタクトレンズが必要になったためでしたが、診察してみると、ステロイド白内障になっていることがわかりました。高校生なのに白内障が進んでいるなど、まさか本人も家族も考えもしなかったでしょう。

その後、ステロイドの使用をやめて経過を見ると、次第に肌の調子も目の具合も改善されていきました。やがて0・7程度だった視力は1・0まで回復し、白内障による見え方の異変も気にならなくなったそうです。

白内障で一度濁った水晶体をもとに戻すことは難しくても、薬をやめて正しい方法で目のケアを続ければ、進行を止めることはできます。大事に目を使っていけば、年を重ねても白内障の再発は予防できるのです。

もう一つ、ステロイドの害といえば、「ステロイド精神病」という疾患もあります。眼科医局に入りたての頃、目の炎症に関する症例をまとめる仕事に携わっていた時の話です。その資料の中に、過去のちょっと驚くような症例が見つかりました。25歳の男性患者さんの目の炎症がなかなか治らないので、ステロイド剤を継続して大量に投与していたところ、次第に精神に異常をきたし、最終的には精神科に転科したという記録があったのです。

この患者さんは、目の病気を治したくて医者にいわれるままにステロイド薬を使い続け、その結果、なんと心に副作用があらわれてしまったということです。この事例からも、改めて薬の副作用の危険性がわかります。

人間の体はパーツごとに構成されているかのように思われるかもしれませんが、実際にはひと続きでつながっていますから、薬の害はどこにあらわれるかわからないのです。投薬を全否定するつもりはありませんが、リスクがあることも理解した上で、処方を受ける必要があるのではないかと思います。

薬で症状を抑えても、病の根本は治らない

どんな薬にも副作用はあります。

もちろん薬は使い方次第で症状をぴたっと消すことができますが、「治った」ように見えても、実際は症状を「抑えた（止めた）」にすぎません。

つまり、根っこにある血流不足などの問題を改善しないかぎり、根本からはよくなりません。

医者には、患者さんの苦痛を取り除く役割がありますが、必要以上のおせっかいを焼いて、害を与えるようなことがあってはいけません。そこで、どうしても必要なとき以外は薬を使わない治療をすすめています。

疲れ目のときに、眼科でよく処方する薬といえば目薬（点眼薬）があります。目薬

は誰もが手軽に使っている薬ですが、病院で処方されたものであれ市販のものであれ、だらだらと長期間使うことは、あまりよろしくありません。

眼科医がよく処方する点眼薬は、主に毛様体筋の緊張をとる成分が入った散瞳剤《さんどうざい》です。目を酷使したときこれを使うと即効性がありますが、そのまま使い続けると、かえって神経の受容体を疲弊させるなどして、害になる可能性もあるのです。

では、どうしても目薬が必要な人とは？

もちろん、日常生活に支障が出るほどの目の疲れ、乾き、かすみなどの症状がある人は、医師と相談のうえ目薬を使ったほうがいいでしょう。

ただし、できるだけ早く薬を手放せるよう、目の環境を改善したり、本書でご紹介してきた視力改善メソッドなどを併用することが条件です。

ドライアイに悩まされているなら、まず、夜更かしをやめたり、早寝早起きのリズムに切り替えることが急務です。人体は、夜になると休息モードになり、涙の量も減ってきますから、深夜に目を酷使してはいけないのです。

患者さん自身がよくなろうと行動しないかぎり、治療はなかなか前に進みません。

原因探しも医者まかせにせず、**「なぜこの症状があらわれたのか？」**と、自分に問いかけてみることが大切です。

ただ処方された目薬だけを使っていても、自力でよくなる力は眠ったまま。一時的によくなっても、またぶり返してしまうのです。

わが道を行く人は病気に強い!?

血液型と長生きに関するある調査によると、100歳以上で長寿の人の割合がいちばん多いのがB型だったそうです。

ではB型の性格とは？

よくいわれるのは、マイペース、楽天的、個性的、などです。ゴーイングマイウェイで自分のやり方を貫く生き方は、ストレスがたまりづらく、それが体にいい影響をおよぼすのではないでしょうか。

血液型診断の信憑性《しんぴょうせい》はさておき、ストレスは血流不足の一因ですから、「B型的な思考」をしていると、血流不足を遠ざけ、ひいては病気を遠ざけられるという見方もできるでしょう。あくまで推論ですが、「病は気から」を実証しているのがB型なのかもしれません。

みなさんがいずれの血液型であるにせよ、「B型的思考」なら今すぐにでも実践できるはず。

体の不調をついマイナスにとらえがちな人は、B型的思考へ意識改革してみてはいかがでしょうか。心を軽くして長寿の目を育てていきましょう。

「あっ、見え方が前と違う！」

意識の力がわかったら、あとは実践あるのみです。

あなたの目は、これからどんどんよくなります。「どんどんよくなる」と思えば思うほど、本当によくなります。

今日からさっそく、**自分の目が日に日によくなることをイメージしながら、「はかるだけ！　視力回復法」のメソッドや目の養生を続けてみてください。**そして、目の変化、体の変化をじっくり味わってみてください。

自力でよくなることが肌でわかれば、継続は難しくありません。

このように、病に対する「意識改革」を強くおすすめするのも、私自身、「治らない」「無理」といわれた症状を、自力で克服した経験があるからです。

目に関していえば、視力が０・１まで落ちた20代後半のとき、自己流の視力トレーニングで０・７まで引き上げたことはお話した通りです。

その頃は「近視は治らない」という概念が今と同様に定着していましたが、眼鏡をかけることに抵抗して、「きっと治る」という強い信念と共に、手当たり次第に目によさそうなことを試してみました。すると著しい変化があり、「視力は自力で回復できる！」と確信したのです。

学生時代には、やっかいな坐骨神経痛を自力で治したこともあります。

やはり、現代医学では「完治は無理」というレベルでしたが、自家製のリハビリ器具を用いたところ、周囲もあっと驚くような回復をみせたのです。こうした経験が「ホリスティック眼科医」として医療に向き合うきっかけになっています。

人体が持っている自然治癒力は計り知れません。その力を最大限に使えば、従来の

医療では不可能とされた壁も、意外とあっさり越えられることもあるのです。

みなさんもぜひ、自らの力で常識を塗り変えていってください。

「あっ、見え方が前と違う！」

その感動を、一人でも多くの方が味わえるよう、心から願っています。

（了）

たった30秒《びょう》
「はかるだけ！」視力回復法《しりょくかいふくほう》

著　者――本部千博（ほんべ・かずひろ）
発行者――押鐘太陽
発行所――株式会社三笠書房
〒102-0072 東京都千代田区飯田橋3-3-1
電話：(03)5226-5734（営業部）
：(03)5226-5731（編集部）
http://www.mikasashobo.co.jp
印　刷――誠宏印刷
製　本――若林製本工場

編集責任者　本田裕子
ISBN978-4-8379-2628-3 C0077